POSを活用するすべての医療者のための

SOAP

エスオーエーピー

Subjective Data Objective Data Assessment Plan

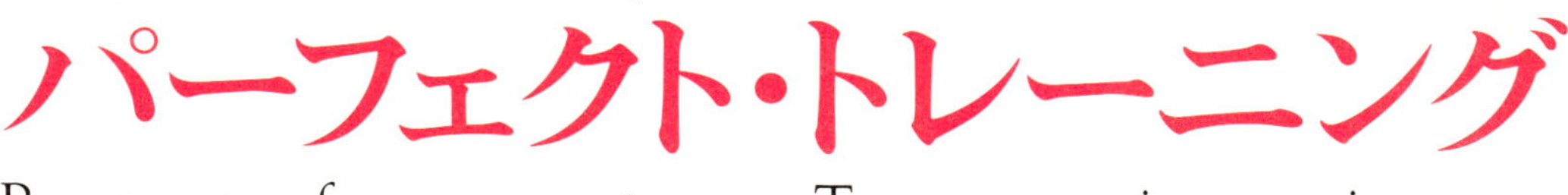

パーフェクト・トレーニング

Perfect Training

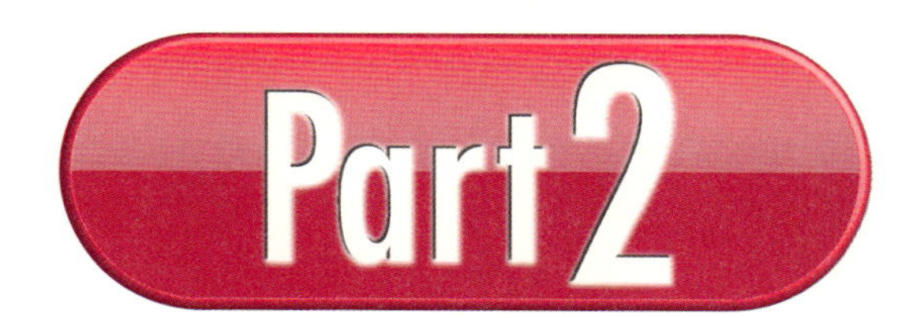

服薬ケア研究所所長 岡村祐聡［著］

since 1914 診断と治療社

はじめに

前著「SOAP パーフェクト・トレーニング」Part 1 は，大変たくさんの方にご支持をいただき，著者としても大変うれしく思っております．また，前著をきっかけとして，看護師の皆様とのご縁をいただけたことも，大変うれしいことの一つです．その後，たくさんの皆様から，「もっとたくさんの実例を見たい」「添削実例集のようなものがほしい」というお声をいただき，本書が編まれることとなりました．

本書においては，第一に看護師の皆様に，より身近に感じていただきたいと願い，看護師向けの研修会の様子を第Ⅳ章で取り上げました．また，研修会や通信講座などにおける皆様からのフィードバックをもとに構成した第Ⅴ章でも，看護師の皆様からの「ふりかえり」を多く取り上げてみました．実務における悩み事などは，職種における違いも多少あるようにお見受けいたしますので，参考にしていただけるのではないかと考えています．しかし，POS の基本的な考え方は，職種が変わっても全く変わりません．看護師，薬剤師のみならず，POS を用いるすべての職種の方に，本書をご活用いただければと考えております．

もう一点本書で心がけたことは，指導的立場にいる方からの質問や悩みに応えるものにしようという点です．これは，Part 1 に対していただいたお声の中に，指導的立場にいる方から「施設内で SOAP 遊びを行っても，後輩の書いた SOAP を添削する自信がない」という声をたくさんいただいたことに対しての，私からのお答えのつもりです．第Ⅱ章では指導者としての留意点について述べましたし，第Ⅲ章の添削実例では，すべての実例に対して，その要点をまとめ，「添削のポイント」を明記しました．これらの点は，指導的立場の方のみならず，本書においてはじめて SOAP 遊びを学んでいただく初学者の方にとっても，どこに気をつければよいかが明確になるガイドとして役に立つことでしょう．

SOAP をバランス感覚で捉え，SOAP で考えるというこの思考方法は，大変に奥が深いものです．本書が POS 的思考方法を身につけるために，POS を用いるすべての医療者のために役立つことを，心より祈念しております．最後になりますが，なかなか筆の進まぬ著者を根気よく励まし，また，本書をまとめるにあたって様々なアドバイスをくださった，編集部の柿澤美帆氏に深く感謝いたします．

2014 年 12 月

岡村祐聡

Contents

●著者紹介

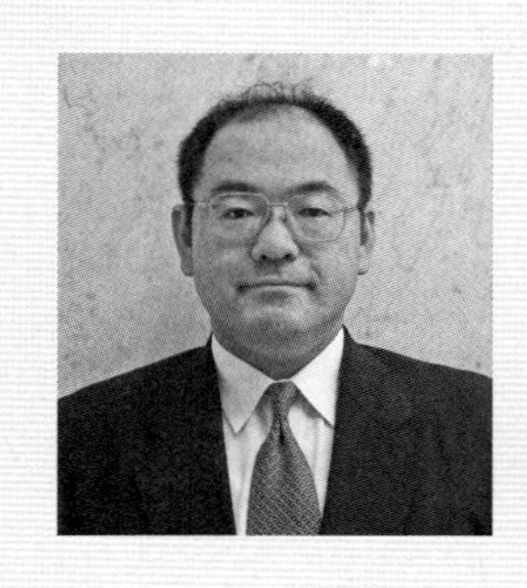

岡村 祐聡（おかむら まさとし）
服薬ケア研究所 所長

明治薬科大学薬学部薬剤学科卒
調剤薬局勤務，調剤薬局チェーン管理職（教育担当）を経て，
平成 11 年，服薬ケア研究所を設立.
「薬剤師の医療とは何か」をテーマとして長年研究を続け，薬剤師の担うべき役割を再構築し，「股薬ケア」とネーミングしたケア理論を提唱している.
POS 関連の著書が多いため，講演依頼は POS，記録（薬歴），コミュニケーションスキルを含む患者応対技術などテーマが多く，看護師向けの研修会も行っている.
「服薬ケアセミナー」や「岡村ゼミ」，また通信講座などを通して，多くの薬剤師が「服薬ケア」の理論とそのノウハウを学んでいる.

- 服薬ケア研究所 URL：http://www.fukuyaku.com/
- 所属など：服薬ケア研究会会頭，日本薬剤師会会員，つくば薬剤師会監事，日本 POS 医療学会会員，日本薬学会会員
- 主な著書：「SOAP パーフェクト・トレーニング」，「患者応対技術の実践法」（以上，診断と治療社），「今度こそモノにする薬剤師の POS」，「薬局薬剤師の患者応対」，「薬局薬剤師の POS」（共著），（以上，エルゼビア・ジャパン），「服薬ケアの基礎」，「SOAP で薬歴を書こう！」，「SOAP 遊びをやってみよう！」，「新 POS ファーストガイド」，「薬剤師って何する人？」，「調剤過誤防止のために」（以上，服薬ケア研究所）．その他，web コンテンツなど執筆多数.

＊「SOAP 遊び」の勉強会は，著者が会頭を務める服薬ケア研究会
（URL：http://www.fukuyaku.net/）にて開催しています.
詳しくはホームページよりお問い合わせください.

第Ⅰ章

POS と SOAP～その基本的考え方

SOAP 遊びは，単なるハウツーを身につけるためのものではありません．これは，SOAP を通して POS の思考方法を身につけるための，思考訓練なのです．私が「SOAP のバランス感覚」とよぶように，SOAP 遊びを何度も繰り返し，感覚として SOAP の過不足がわかるようになるまで訓練することにより，POS の基本的な考え方を身につけることができるのです．そういう意味では，この SOAP 遊びは，大変シンプルな練習方法でありながら，非常に奥が深いものです．

そんな SOAP 遊びを通して，POS の思考方法をしっかりと身につけていただくためには，やはり基本である POS の考え方を，あらかじめきちんと理解していただくことが必要不可欠です．実際に SOAP 遊びをやりながら，繰り返し本章に立ち戻って，その基本的な考え方を再確認していただきたいと思います．情報の過不足など，具体的な事柄ばかりに目を奪われてしまうと，本質的なところが見えなくなってしまい，全体的な意味あいを見失ってしまうことがあります．まさにそんなときに，本章を読み直していただきたいと思います．そんなごくごく基本的な考え方をまとめてみました．

第Ⅰ章　POS と SOAP～その基本的考え方

本書を手に取ってくださった読者の皆さんは，すでに POS と SOAP の基本的な考え方はわかっているという方も多いかもしれません．しかし，本書のメインテーマである「SOAP 遊び」をはじめる前に，もう一度 POS と SOAP の基本について，押さえておきたいと思います．

「SOAP パーフェクト・トレーニング（診断と治療，2010 年）」（以降，Part 1）を読んでくださった方で，もう十分 SOAP 遊びのトレーニングをやってきたという方は，読み飛ばしてくださっても構いませんが，Part 1 とはまた違った切り口で解説してありますので，復習を兼ねて知識の整理をしていただくのも，よいかもしれません．

はじめてこの本を手に取ってくださった方は，まずこの章で基本的な考え方を押さえてください．特に自己流の SOAP を長い間書いてきた方は，本来の POS の考え方をきちんと理解していただきたいと思います．

また本書は，指導的立場の方が，SOAP の考え方を指導する際に役立てていただくことも，目的としています．指導的立場の方はなおさら，POS の本質をしっかりと押さえていただきたいと思います．

1　物事を「プロブレムごとに」考える

a　POS とは考え方である

●記録の書き方の決まりではない

POS とは，Problem Oriented System の頭文字をとったものです．Oriented というのは，「そちらを向いた」「そちらを意識した」などという意味ですので，日本語に訳すとするならば，「プロブレムを意識した考え方」くらいの意味になるでしょうか．つまり「プロブレムを意識して物事を考えていく考え方のシステム」のことを POS とよんでいるのです．

何を今さらと思われるかもしれませんが，この「POS は考え方である」という基本をしっかりと押さえることが，一番大切です．つまり，「POS あるいは SOAP は，記録の書き方の決まりではない」ということです．POS にとって記録はとても大切なものではあるのですが，その本質は記録の書き方のルールではなくて，「どのように物事を捉えるのか」という考え方なのだということです．たとえ頭では「考え方である」とわかっていたとしても，実際に記録に接するときに，「どう書くのか」ばかり考えていたのでは，その本質がわからなくなってしまうことがあります．まずは本質をしっかりと押さえましょう．

それは，本書のメインテーマである「SOAP 遊び」においても同じです．「SOAP 遊び」は，SOAP をツールとする考え方，つまり，POS 的思考方法を訓練するためのものです．後輩の書いた SOAP による記録を添削するときにも，「この人はどのように考えたのか，どのような点に着目して患者さんを見たのか」という意識でチェックしていかないと，正しく添削・指導することはできません．ベテランの方こそ「POS とは，書き方の決まりではなく，考え方である」ということを，改めてしっかりと腑に落としていただきたいと思います．

b　プロブレムとは何か

それでは POS で最も大切なキーワードであるプロブレムとは何でしょうか．

プロブレムとは，私はいつも「着目したところ」「焦点を当てたところ」と説明しています．この捉え方は SOAP 遊びでもとても重要です．**「今，自分は何に焦点を当ててモノを考えているのか」を意識することが，SOAP 遊びが上達するための最も大切なポイント**になります．

プロブレムをそのまま日本語に訳した「問題点」という言葉は，私はほとんど使いません．なぜなら，そのような意識でいると，何か「問題のあるところ」を探してしまうからです．「問題点」を無理に探そうとすると，自分が着目したことと視点がずれてしまって，SOAP のバランスがうまく取れないことがよくあります．「問題点」という言葉にはあまりとらわれないようにしてください．

Review 1

- ☐ POS とは，（　　　）ではなく，（　　　）である．
- ☐ 着目したところ，焦点を当てたところを（　　　）とよぶ．

c　プロブレムネームは「タイトル」

私は SOAP 遊びの指導をするとき，プロブレムネームのことを「タイトル」とよんでいます．「問題点」という言葉にとらわれてしまった思考回路を直すためには，「今書いた SOAP にタイトルをつける」と考えたほうが，プロブレムの本質を捉えやすいからです．また私は，「SOAP 遊び」の練習中は，必ず SOAP を先に書いて，後からタイトルをつけるように指導しています．そのほうが，「自分は今何に着目しているのか」という意識づけをするのに役立つからです．また，先にタイトルを決めてしまうと，SOAP とプロブレムネーム(タイトル)の食い違いに気付くことができなくなる危険性があります．

実務においては，それぞれの職種によって，ある程度プロブレムネームが決まってしまっているプロブレムもあると思います．その場合はもちろん職場のルールに従ってください．しかし「SOAP 遊び」の訓練を行うにあたっては，「先に SOAP を書く」→

「自分で書いたSOAPを読み直して，それにふさわしいタイトルをつける」という手順を，ぜひ守ってください．

d　プロブレムは職種ごとに異なるもの

●自分の役割の中で考える

さて，われわれ医療者は，それぞれの職種ごとに役割分担があり，責任の範囲も決まっています．ここで明確にしなければならないことは，**それぞれの職種は，自分の役割分担の範囲内で，自分が責任を取れることに対してプロブレムを取り上げなければならない**ということです．自分ができないことをプロブレムとして取り上げても，それに対するプランが実行不可能な場合，そのプロブレムは全く意味のない，単なる絵空事になってしまうからです．たとえば，薬の専門家である薬剤師は，患者さんの情報からその処方薬が適切かどうかは判断できますが，実際にどの薬を処方するのかを決定するのは医師の役割です．したがって，「処方が不適切である」というアセスメントから「処方変更の必要あり」というプランは立てられないのです．これはプロブレムの基本としてよく覚えておいてください．

SOAP遊びにおいては，職種の違いなどの前提条件がありませんので，**プランの必然性を示す情報をSかOに必ず書き込むようにします**．このあたりは実務とは少し異なるところですが，その分「このプランでないと成り立たない条件は何か」ということを強く意識することができます．

Review 2

- ☐ プロブレムネームは（　　　）と考えるとわかりやすい．
- ☐ （　　　）は職種ごとに異なるものである．

e　複雑なプロブレムは細分化する

実際の患者さんのもつプロブレムは，複雑に入り組んでいることも多いものです．それは，同じ情報から複数のプロブレムが想定できたり，前述の役割分担という意味で，シンプルには捉えられないケースなどがあるからです．「アセスメントがうまく書けない」という悩みの多くは，プロブレムが複雑に入り組んでいるためだと思われます．

たとえば看護師にとっては，医師との共同問題をどのようなプロブレムとして扱うのかは，非常に重要な問題です．看護師の役割分担の範囲内ではあるけれども，看護師だけで決定することはできずに，医師にもかかわってもらう必要があるケースですね．

このような場合には，プロブレムを細分化していくことが大切です．すでに述べたようにプロブレムとは「焦点を当てたところ」ですから，細分化にあたっては，どのようなスタンスで焦点を当てたのかが重要になってきます．たとえば看護師の立場で焦点を当てたのであるならば，「医師にすぐ伝えなければならないことはこれ」「自分が今すぐしなければいけないことはこれ」と切り分けていくことができるはずです．このように細分化していくことで，複雑なプロブレムをできるだけシンプルにしていくのです．

このようにプロブレムを細分化するためには，プロブレムの中心がどこにあるのかを，常に意識する必要があります．SOAP遊びではこのプロブレムの中心を見極める力をつけることができます．

f プロブレムには広さがある

また，プロブレムの広さの問題もあります．本書はPOSそのものについての理論書ではありませんので，あまり深入りすることは避けたいと思いますが，プロブレムを取り上げるにあたっては，適切な広さがあるということは述べておきたいと思います．

たとえば，目の前に糖尿病の患者さんがいるとして，プロブレムを「糖尿病の治療」とすると，プロブレムが広すぎてアセスメントもできませんし，プランも立てられません．ところが「糖尿病に対する病識不足」「糖尿病薬の服薬困難」のように細分化し，焦点を当てる範囲を少しせまくすると，それぞれの職種が扱うべきことが明確になってきます．これが，プロブレムの広さの問題です．

このプロブレムの広さの問題も，SOAP遊びにおいてプロブレムの中心を見極め，適切な範囲の情報を取捨選択するなかで，身につけることができます．SOAP遊びを繰り返すことで，そのあたりも学んでいただければ幸いです．

Review 3

- ☐ 複雑なプロブレムは（　　　）する．
- ☐ 細分化をするためには，（　　　）を意識する必要がある．
- ☐ プロブレムには適切な（　　　）がある．

2 POSの本質をつかみとろう

a POSはもともとは医師のためのシステム

POSは，もともとは医師のためのシステムとして開発されました．もちろんその考え方を医師以外の職種が取り入れていくのは，とてもよいことではあるのですが，他職種がPOSを取り入れるにあたっては，単に形式を取り入れるのではなくて，その本質をしっかりと理解して応用する必要があります．

私はこれまで「POSとは記録の書き方のルールではない．考え方なのだ」と述べてきましたが，POSを取り入れている医師の間では，「記録の書き方」と理解している人も多いと思います．でも，医師の場合はその理解でも間違ってはいないのです．しかし，他職種が応用するにあたっては，それをそのまま形式的に受け取ってしまうと，POS の本質はわからなくなってしまいます．それは，どういうことでしょうか．

b　医師にとっての POS とは

医師は診察を行うにあたり，机に座り，カルテを書きながら診察を進めていきます．得られた情報を順次カルテに書き込みながら，診断や治療法について考えていきます．そんな**医師に対して，POS では，カルテに SOAP で記入するようにルールを定めることによって，「SOAP で考えること」を求めた**のです．主訴と所見を書き込むことは，それ以前でも行っていたと思いますが，POS とそうでない記録の一番の違いは，アセスメントの記入をルールづけたことです．POS に則っていない記録では，アセスメントはほとんど書かれていませんでした．しかし SOAP というルールを定めることにより，アセスメントを必ずカルテに記載しなければならなくなりました．それに伴い，「どのように考えたのか」ということを明確に意識する姿勢が要求されたわけです．そしてさらに，SOAP を「プロブレムごとに」記載することにより，患者さんをプロブレムごとに見ていく姿勢や考え方を要求したわけです．このように，医師に対しては，「記録の書き方のルール」を定めることにより，その根っこである，患者さんに着目する姿勢や，プロブレムごとに捉えていく考え方を導入したのです．

c　他職種が応用するために

この POS の本質を他職種が応用するためには，「記録の書き方のルール」という形式的なところではなく，「**プロブレムごとに考える**」という本質的なところを取り入れなくてはなりません．それも単に「プロブレムごとに分ければよい」のではなく，**プロブレムの中心を常に意識し，アセスメントを明確化する**ことが重要なのです．

たとえば私がかかわる薬剤師の場合，記録を書きながら患者応対をする人はほとんどいません．つまり，記録は応対が終わってから書くことになります．したがって，「書き方のルール」という形式的な捉え方をしていると，実際に患者さんとお話している最中には，Problem Oriented に患者さんを捉えることができません．それでは POS を取り入れた意味がないわけです．このように，**他職種が POS を取り入れるにあたっては，「POS とは考え方である」という本質部分をしっかりと取り入れる必要がある**のです．

Review 4

- ☐ POS はもともと（　　　）のためのシステムとして開発された．
- ☐ POS と POS ではない記録の違いは（　　　）の記入をルールづけたことである．

3 クラスタリング

POS の基本についておさらいするにあたって，どうしても触れておかなければならないことがあります．それはクラスタリングの重要性についてです．しかも実務においては，「クラスタリングしよう」などと思わなくても自然にできるように，クラスタリングの思考回路が身についている必要があります．これも SOAP 遊びで学んでいただきたいことなのです．

a クラスタリングとは何か

●プロブレムの中心を見極めること

クラスタリングとは，得られた情報をよく吟味して，同じような意味を示す情報をまとめていき，その全体像を把握する考え方です．この「同じような意味を示す情報をまとめていく」というのが，POS の「プロブレムごとに考える」ということにあたるのです．したがって，クラスタリングとは「**その患者さんがどのようなプロブレムをもつのかをよく吟味すること**」という捉え方もできます．また，一つのプロブレムに着目したときに，得られた情報（S や O）からどのような意味を読み取ったのかをよく見極めるわけですから，クラスタリングとは「プロブレムの中心が何かを見極めること」ともいえるのです．

この「プロブレムの中心を見極める」という捉え方は，本書で SOAP 遊びを解説する中で，何度も何度も出てきます．この「プロブレムの中心を見極める」ことができなければ，スッキリした SOAP を書けるようにもなりませんし，ベテランの方は，後輩の書いた SOAP を適切に添削して指導することもできません．本書を通してクラスタリングについてもしっかりと身につけていただきたいと思います．

b クラスタリングと分類は全く違う

クラスタリングとよく似ていて間違えやすいものに「分類」があります．しかしながら，**クラスタリングと分類は全く違う概念**なのです．「違うプロブレムに分ければ（＝分類すれば）よいのだな」と捉えてしまうと，POS がどんどんわからなくなります．ここはぜひしっかりと理解してください．

実は私自身が，クラスタリングと分類を混同する弊害について，以前はあまり重視していませんでした．そのため，概念としては違うものであるということはわかっていながら，分類という言葉を用いていたこともあります．しかし，長年 POS 指導に携わる過程で，「プロブレムの中心を見極める」ことが苦手な人や，「適切な範囲で S や O の情報を取捨選択する」ことが苦手な人は，クラスタリングの概念が理解できていないということに気付きました．**「分類する」と捉えていると，分類することが目的となってしまって，アセスメントが疎かになる**ようなのです．そこでそれに気付いてからは，「分類してはいけない」と強調するようになりました．ここは大切なところなので，もう少し詳しく説明しましょう.

分類には枠組みがある

分類とは，あらかじめ枠組みがあり，目の前の情報がその枠組みにあてはまるかどうかを見ていく作業になります．植物や動物の分類学を思い浮かべていただければわかりやすいでしょう．したがって，新しいものが発見された場合は，これまでの枠組みでは分類することができませんので，新しい枠組みを作ることになります．

クラスタリングには枠組みがなく，一つ一つを吟味して考えていくこと

それに対してクラスタリングとは，枠組みは一切ない状態で，一つ一つの情報をよく吟味して，他の情報とどのような関連があり，その情報が何を意味しているのかをよく考えることです．つまり**「一つ一つの情報を，他の情報との関連を考えながら，しっかりとアセスメントすること」がクラスタリング**なのです．ですから,「クラスタリングとはアセスメントそのものである」といってもよいくらいなのです．

分類という捉え方では，アセスメントしていない

ところが分類という捉え方をしていると，どうしても「その枠組みにあてはまるかどうか」だけを見てしまうようになるのです．これは情報の意味をよく吟味しないということになるので,「アセスメントしていない」ということになります．分類がひととおり終わっても，一つ一つの情報の意味をしっかりとアセスメントしていませんので，プロブレムの全体像は見えてきません．ただ「分けただけ」になってしまうのです．これでは，その患者さんがもっているプロブレムがどんなものなのか，よくわかりません．これがクラスタリングと分類を混同してしまう場合の，大きな弊害となります．

Review 5

- ☐ （　　　）と分類は全く違う概念である.
- ☐ 分類にはあらかじめ（　　　）があり，目の前の情報がその（　　　）にあてはまるかどうかを見る作業のことである.
- ☐ クラスタリングには枠組みがなく，一つ一つの（　　　）を吟味する.

c　情報を入手するたびにアセスメントを更新する

POS の研修会でグループワークを行いますと,「とにかくまずひととおり情報を集めよう」とするグループがとても多いことに気付きます．分類という意識があると，情報収集とアセスメントが意識の中で切り離されているため，まず情報を集めてしまおうと思うようなのです．しかし POS 的思考回路ができている人は，絶対にそうはしません．

情報を一つ入手するたびに，今まで入手した情報と新しい情報を加えた全体像で，アセスメントを更新していくのです．

●実務においては，「情報をひととおり集める」ことはできない

もう一つ，「情報をひととおり集める」ことがよくない理由があります．それは，実務の中で「情報をひととおり集める」ことは絶対にできないからです．実際の患者さんでは，情報をひととおり集めようと思っても，どこまでがひととおりなのかわからないのです．ですから，そのような態度だと，いつまでたっても自分がどうすればよいのかが決まりません．そして「情報をひととおり集めてから考えよう」と思っていると，情報収集している間は，アセスメントせずにただひたすら「情報を集めて」しまうため，患者さんが，どんな状態なのかすら，正しく認識することができません．

●情報を集めることが目的ではない

職種を問わず，POSのどこがむずかしいのかと聞くと，「アセスメントがむずかしい」と答える人がとても多いのですが，多分その人は，情報を分類しているか，アセスメントせずにただ「情報を集めて」しまっているのだと思います．情報をただ集めることが目的ではありません．「**情報を入手するたびにアセスメントを更新する**」ことをぜひ覚えてください．

Review 6

- ☐ （　　　）を入手するたびに（　　　）を更新する．
- ☐ ただひたすら（　　　）を集めることが目的ではない．

4 SOAPで考える

a SOAP分析とは

次にSOAPについて整理しておきましょう．何度も述べるように，SOAPは単なる記録の書き方のルールではありません．私はよく「SOAP分析」という言い方をするのですが，**SOAPをガイドとして，「そのプロブレムをどのように捉えればよいのか」を考えるためのツール**なのです．

●SOAPは，プロブレムの全体像を見るためのツール

もう少し具体的に言うと，SとOは患者さんの情報，AとPは医療者側の判断と行動ですから，そのバランスを見ることによって，今自分が着目していること（これがプロブレム）を自分がどのように捉えたのかが明らかになるのです．つまり，どんな情報に着目（SとOに何を取り上げたのか）し，それをどのように捉えて（アセスメント），

どんな行動を起こしたのか（プラン），というプロブレムの全体像が適切かどうかを，SOAPのバランスで見ていくのです．**SOAPをツールとしてプロブレムの全体像を認識する**わけです．まずこのように考えてほしいと思います．

このように，「SOAPのバランス」を意識しながらプロブレムを捉えるようにすると，情報の過不足，着目点のずれ，アセスメントの不十分さなどが浮かび上がってきます．そのためPOS的思考方法が身についてきて，結果的にわかりやすいスッキリしたSOAPが書けるようになります．皆さんもぜひ本書を通して，「SOAP分析」を身につけていただければと思います．

Review 7

- ☐ SとOは（　　）の（　　），AとPは（　　）の（　　）と（　　）である．
- ☐ SOAPの（　　）を意識しながら，（　　）を捉える．

b　SOAPの実際

それではそのSOAPはそれぞれ具体的にどんなものなのか，見ていきましょう．次の表を見てください．

S（Subjective Data）	：患者さんの主訴
O（Objective Data）	：医療者が見立てた所見
A（Assessment）	：SおよびOからどのように考えたのか ※これはプランを導き出した理由ともいえる
P（Plan）	：Aに基づいて導いた（そしてその場で実行した）ケアプラン ※記録上は「医療者がどのような行動を取ったのか」が記載される

ここで，SとOは，患者さんの情報です．むずかしい本には「Sは主観的情報，Oは客観的情報」と書かれていますが，それはぜひ忘れてください．ここではもっとシンプルに，**Sは患者さんの主訴，Oは医療者の所見**と捉えてください．ここで大切なことは，S，Oともに患者さんの情報であることは間違いないのですが，「患者さんがどう捉えていて，どのように訴えているのか」（S）ということに対して，「医療者がそれをどのように見て取ったのか」（O）を，別の要素として捉えるということなのです．たとえば，このSとOが食い違っていた場合，患者さんに何らかの認識不足や過剰な不安があるか，あるいは医療者側の現状認識に誤りがあることを意味します．つまり「SとOが食い違っている」ということそのものが一つの情報であり，アセスメントの元になるわけです．SとOが別に扱われる理由が，ここにあります．

次にAとPが医療者側の判断と行動になります．Aという判断の基にPという行動を起こしたわけですから，AはPを導き出した理由ということもできます．また，SとOに取り上げられている患者さんの状態を見てどう考えたのかがAですので，これは「そのプロブレムをどのように捉えたのか」という現状認識とも言うことができます．

c 過不足のない情報を取り上げる

SOAPのバランス感覚

私がこれまで，POSを指導してきた中でよく見受けられた間違いは，SOAPのSやOに，そのプロブレムとは関係のない情報が書き込んであったり，あるいは，プロブレムを構成するのに必要な情報が抜けていたりすることです．SOAPでは，そのAやPが成り立つために必要十分な情報が，過不足なくSかOに取り上げられていなければなりません．過不足なく情報が取り上げられているか，あるいは，その情報に対してアセスメントやプランが適切かどうかを，サッとつかむ能力のことを，私は「SOAPのバランス感覚」とよんでいます．

「AとPに対して，SとOのバランスが取れているかどうか」という見方をすることで，プロブレムの中心やその広さを，わかりやすく，そして素早く捉えることができるのです．このように，「SOAPで考える」習慣をつけることで，プロブレムを捉える認識力が磨かれます．「そのプロブレムの捉え方が適切かどうか」がわかるようになり，「その患者さんに対して医療者として為した行為が適切であったかどうか」がわかるようになるのです．このように，SOAPで考えることによって，さまざまな効果が得られます．この SOAPで考える思考力を身につけることができるのが，「SOAP遊び」なのです．

Review 8

- ☐ Sは患者の（　　　），Oは医療者の（　　　）である．
- ☐ SOAPではAやPが成立するために過不足のない（　　　）をSかOに取り上げる．

d 情報収集のためのガイドともなる

医療者として多くの患者さんに接していると，患者さんの情報をすべて入手しなくても，ある程度「こういう状態なのではないか」と推測できることも多いでしょう．このように，実務の現場では，SやOが十分そろってはじめてアセスメントが導けるというよりは，ある程度情報が集まった段階で，アセスメントの見当がつくことが多いと思います．このようなとき，SOAPのバランス感覚が身についていれば，まだ入手していない情報がある程度推測がつくことになります．つまり「このような状態（A）であるならば，こんなこと（SかO）があるはずだ」という推測が成り立つので，SOAPがまだ入手していない情報を患者さんから聞き出すためのガイドとなるのです．そのため，非常に効率的な情報収集が可能となるのです．

e　聞いてみて，もし違っていたら軌道修正する

しかし，実際に聞いてみた結果，今まで想定していたアセスメントとは相いれない情報が見つかった場合は，頭の中をサッと切り替え，これまでの想定をすて，軌道修正する必要があります．つまり，これまでの考えに捉われずに，柔軟に頭を切り替えていくことができるかどうかも，重要なポイントとなるのです．このように，得られた情報が当初の推測と違った場合，すぐ軌道修正できるようになると，効率的に情報収集できるとともに，思い込みで間違った判断をしてしまうことを防ぐことができるようになります．これもクラスタリングの考え方による効果の一つなのですが，この「考え方を瞬時に切り替えていく能力」も，SOAP遊びで身につけることができます．SOAP遊びの利点は，非常に大きいことがおわかりいただけるでしょう．

5　オーディットが大切

さて，POSの基本を概論するにあたって，最後にどうしても触れておかなければならないことは，「オーディットを必ず行ってほしい」という点です．オーディットとは直訳すると監査という意味になりますので，通常はその仕事が適切かどうかを他の人がチェックすることを言います．看護師の方は新人の頃，記録委員の先輩に優しく（厳しく？）指導してもらったと思いますが，新人かどうかにかかわらず，常に見直すことをぜひ行ってほしいと思います．オーディットまで行ってはじめてPOSは完結するのです．

これは，SOAP遊びでも実感していただけるはずです．自分が「これで正しい」と思って書いてみても，後で読み直してみる（チェックしてみる）と，抜けがあったり，思い込みがあったりするものです．私が「タイトルは必ず後からつけろ」と言う理由の一つは，ここにもあるのです．

●自己オーディットを必ず行おう

あなたの施設できちんとしたオーディットを行っていない場合は，最低限自分一人で見直すことをしてください．これは一人だけでもできることです．私は「**自己オーディット**」とよんでいます．本来のオーディットとは少し意味が違うのですが，自分自身で見直すだけでも質はものすごく高くなるはずです．前著のPart 1を上梓して以降，様々な研修会などでよく相談されることが，「これでOKかどうか自信がもてない」ということでした．これは，自分自身がSOAPを書く場合も，後輩の記録を添削する場合も同じです．もちろんそのためにSOAP遊びを徹底的に訓練していただきたいと思いますが，実務において「自己オーディット」を習慣化することで，きっと自信もついてくることでしょう．

SOAP遊びにおいては，チェックは必須です．チェックして見直すことで，SOAPの

バランスが取れているかどうかを見ることになります．これは実務におけるオーディットとは少し意味が違うのですが，見直すことの重要性は実感できると思います．自己オーディット，必ず実践しましょう．

Review 9

- ☐ SOAPで考えると，効率的に（　　　）ができ，間違った（　　　）を防ぐ効果もある．
- ☐ POSを完結するために，（　　　）を行う．
- ☐ 施設でオーディットを行っていない場合，自分自身で見直す（　　　）を習慣化する．

第Ⅰ章のまとめ

本章では，「SOAP遊び」に入る前に，POSの考え方，SOAPの捉え方など，POSの基本をおさらいしました．「SOAP遊び」の重要性についても，さまざまな角度から述べることができたと思います．POSの本質をしっかりとふまえ，「SOAP遊び」を思う存分楽しんでください．

Review 解答

- ☐ 1　記録の書き方　考え方　プロブレム
- ☐ 2　タイトル　プロブレム
- ☐ 3　細分化　プロブレムの中心がどこにあるか　広さ
- ☐ 4　医師　アセスメント
- ☐ 5　クラスタリング　枠組み　枠組み　情報の意味
- ☐ 6　情報　アセスメント　情報
- ☐ 7　患者　情報　医療者　判断　行動　バランス　プロブレムの全体像
- ☐ 8　主訴　所見　情報
- ☐ 9　情報収集　判断　オーディット　自己オーディット

第Ⅱ章

SOAP 遊びのやり方とコツ

本章では，いよいよ SOAP 遊びを実際にやっていきます．本書ではじめて SOAP 遊びに触れた方のために，すべてひととおり解説してありますので，説明としては，Part 1 と重なる部分もあるかと思いますが，すべて Part 1 とは違う実例をひき，一つ一つ，より詳しく，より丁寧に，解説したつもりです．したがって，Part 1 ですでに学んでいただいた方にも，大いに参考になるはずです．いやむしろ，Part 1 で学んでいただいた方こそ，豊富な実例がより理解を深める手助けになるといってよいと思います．そういう意味では，本書にてはじめて SOAP 遊びに触れた方は，ぜひ Part 1 も手に取っていただけると，理解がいっそう深まるものと思います．

また本章においては，Part 1 以降に，私のところに寄せられた質問や疑問点などを参考にして，ポイントとなる部分の解説をより詳しくしています．したがって，SOAP 遊びを身につけるためのコツがあるとするならば，ほぼ解説することができたのではないかなと考えています．

第Ⅱ章　SOAP 遊びのやり方とコツ

それでは SOAP 遊びのやり方について説明いたします．一つ一つ，実例を示しながら解説してありますので，S，O，A，P のバランスを感じながら繰り返し読んでいただければ，必ずやそのバランス感覚が身につくものと思います．すべての実例をじっくりと味わっていただきたいと思います．

A　SOAP 遊びをやってみよう！

1　日常の出来事を SOAP で書いてみる

a　とにかくやってみよう

さあ，それでは実際に SOAP 遊びをやってみましょう．SOAP 遊びとは，日常的な事柄を SOAP で書いてみることです．百聞は一見にしかず．まずは次の例をご覧ください．

例 1

S）　夫は出張で不在なのだが，今日の夕飯は何にしようか….

O）　いつも夫の健康のため，つい揚げ物はさけてしまう．でも子どもたちはから揚げが大好きだ．

A）　今日は普段できなくて子どもたちが喜ぶメニューにしよう．

P）　から揚げに決まり！

タイトル ▶▶▶ 今日の夕飯は夫が不在なので，普段できない子どもたちが喜ぶメニューにしよう．

GOOD

今晩はから揚げですか．おいしそうですね！

SOAP 遊び，簡単ですよね？　こんなふうに，日常的な事柄を題材にして SOAP を書いてみればよいのです．それではもう一つ見本を見ていただきましょう．

例 2

S） 髪形を変えてイメチェンしたい！ 最近はずっと長めのストレートだったから，短く切るかパーマをかけるかどちらかにしよう．
O） 以前短くしたときはとても子どもっぽくなってしまった．
A） 子どもっぽくなってしまうのは嫌だ．
P） パーマをかけることにしよう．

タイトル ▶▶▶ ストレートの髪形を変えてイメチェンしたいが，短くして以前のように子どもっぽくなってしまうのは嫌だ．

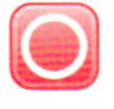 GOOD

いかがですか？ ここで，「あれ，S ってなんだっけ」「タイトルってなんだっけ」などと少し不安に思った方は，第 I 章をもう一度確認してみてください．

b 自由な題材で書いてみよう

SOAP を作るにあたって，題材は全く自由です．実際に経験したことでも構いませんし，空想で書いても構いません．私の通信添削で学んでいる方たちに聞きますと，最初は実体験に基づいた出来事を題材に選ぶのですが，いつも頭の中で「SOAP に表現できそうなネタはないか」と考えているので，そのうち SOAP になりそうな題材を空想で書くようになるそうです．ぜひ皆さんもやってみてください．

c まずは最低 200 個作ってみよう

研修会などで SOAP 遊びを教えると必ず聞かれることは，「どのくらいやったらよいのでしょうか」ということです．答えは「あなたが自信をもって SOAP が書けるようになるまで」というのが正解なのですが，それでは目安になりません．そこで私はいつも「まず 200 個作ってみてください」と申し上げます．200 という数字に厳密な根拠はないのですが，20 年近く SOAP 遊びの添削をしてきた経験則からいって，大体の人がコツをつかむことができるのが，200 個くらい作ってみたところなのです．もちろん，得手不得手というのはありますので，50 個くらいでコツをつかんでしまう人もいますし，200 個ではまだ足りない人もいます．しかしまずこのくらいは集中してやってみてほしいと思います．まずは 200 個！ 頑張ってやってみましょう．

2 SOAP 遊びでやってはいけないこと

実際に SOAP 遊びをするにあたって，やってはいけないこと，それをやってしまうと練習にならないことがあります．せっかくの努力が無駄になってはいけませんので，それだけははじめに確認しておきましょう．

a　実現不可能なプランを立てない

やってはいけないことで最初にあげたいのは，「実現不可能なプランを立てない」ということです．たとえば次のような例です．

例 3

S)　わぁもう８時半だ！　勤務時間は５時までだったのに，記録を書いていたらこんな時間になってしまった！
O)　今日は早く帰れると思ったので，９時からのドラマを録画予約してこなかった！　どんなに急いで帰っても，１時間以上はかかる．
A)　ドラマに間に合わない．
P)　よし，瞬間移動でうちに帰るぞ！

タイトル ▶▶▶ 仕事で遅くなってしまったが，ドラマに間に合わないから瞬間移動でうちに帰るぞ！

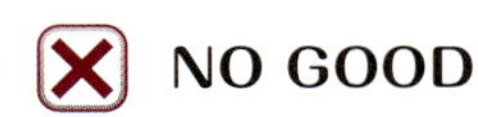

読むほうとしてはとても楽しいのですが，このように，実現不可能な SOAP をいくら書いても練習にはなりません．なぜなら，実現不可能なプランでは，何でもアリになってしまうので，SOAP のバランスを感じることができなくなってしまうからです．これはやめてください．

b　後ろ向きのプランを立てない

もう一つやってはいけないことが，「後ろ向きのプランを立てない」ということです．これも実例を見てみましょう．

例 4

S)　夜型から朝型の生活に変えようと思って朝早く起きてはみたけれど…．外はまだ暗いし，寒い！
O)　まだ出勤時間まで３時間もある．早起きしてウォーキングと英会話の勉強をしようと決心したのだが…．
A)　布団から出るの嫌だなぁ…．
P)　いいや，や～めた．目覚ましをかけ直してもう一度寝なおそう．

タイトル ▶▶▶ 運動と勉強のために朝型に生活を変えようと早起きしてみたが，暗いし寒いし布団から出るのが嫌だから，起きるのをやめた．

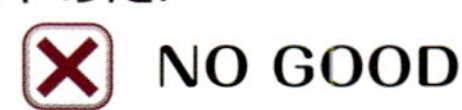

あー，起きるのをやめちゃうんですね．せっかく目を覚ましたのにもったいない．このSOAPは，つじつまは一応合っているので，一見バランスが取れているように見えますが，これをいくら練習しても，何も解決できるようにはなりません．POSはもともと「問題解決のためのシステム」ですから，たとえSOAP遊びであっても，やはり前向きにプランニングする習慣をつけてほしいと思います．

c　実際の症例を想定したSOAPを作らない

次にあげたいのは，実際の症例を模したSOAPは作らないということです．これは大変誤解の多いことなのですが，SOAPの研修会を行うと，「日常の出来事もよいけれど，実際の症例を模した例でやってみたほうが練習になるのではないか」という意見をとても多くいただきます．私が帰ったあとに，研修先の施設で，「今度は症例に基づいたSOAPを書いて来なさい」という宿題が出ていることもあります．「症例に基づいたSOAPのほうが練習になるのではないか」という誤解はとても多いですね．しかし**症例による練習では全く力がつきません．必ず症例から離れて，日常の出来事でSOAP遊びを行ってください．**

なぜかというと，SOAP遊びでは，SOAPのバランス感覚を身につけるために，S，O，A，Pの要素を入れ換えて，プロブレムがどのように変化するのかを見る練習を行います．この練習で，S，O，A，Pそれぞれの内容と，他の要素とのバランスを見ていくのです．ところが，症例を元にしたSOAPですと，たとえ模擬であっても，一定の症例を想定した段階で動かせないところが必ず出てきてしまいます．たとえば頭痛を訴える患者さんを想定したとしましょう．すると，SOAPを考えているうちに，「都合が悪いから，頭痛はなかったことにしよう」というわけにはいかなくなってしまうのです．そういう意味では，自由に設定を変えることができるためには，架空の話のほうがよいともいえます．とにかく，模擬であろうと，実際の症例を想定したSOAPを作るのはやめてください．

また，似たようなケースとして，SOAP遊びの練習は早々に切りあげて，模擬症例を提示して「SOAPで記録を書きなさい」という演習をたくさん行ったという話を聞いたことがありますが，これも効果はありません．SOAPのバランス感覚は，SOAP遊びでしか身につけることはできません．ぜひ，SOAPのバランス感覚が身につくまで，SOAP遊びをたっぷりと行ってください．

3 実際の練習のしかた

a タイトルは必ず後からつける

SOAP 遊びは順序が大切

さて，すでに述べたように，SOAP 遊びをするにあたっては，以下の順序を必ず守ってください．くれぐれも，タイトルから書きはじめることのないようにしてください．

①SOAP を先に書く．
②書いたときの気持ちを忘れて，心を白紙にして読み直してみる．
③その SOAP は「何について書いたものなのか」を読み取り，タイトルをつける．

なぜタイトルを先に書いてはいけないのか

なぜタイトルが先ではいけないのかを，例を示しながら説明してみましょう．

たとえば，「夏までにダイエットをしよう！」というテーマで SOAP を作ることにします．この時点で先にタイトルを書くと，「夏までにダイエットをしよう！」というタイトルになってしまいますね．そして SOAP を書きはじめたとします．次の例を見てください．

タイトルを先に決めたよくない例

タイトル ▶▶▶ 夏までにダイエットをしよう！

例 5

S)　そろそろ夏が近づいてきた．夏になると薄着になるので，体のラインが目立ってしまう．夏までにやせよう！
O)　やせるためには食べる量を減らすか，運動を増やすか，どちらかしかない．
A)　仕事が忙しく，今の生活で運動を増やすのはなかなか厳しい．
P)　食べるのを減らすしかない．まずは明日から間食をやめよう．

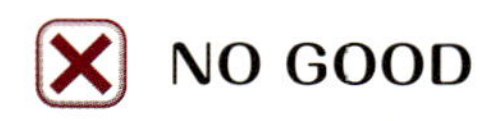

と，書いてみました．確かに，「夏までにやせよう！」というテーマで書きはじめたわけですが，SOAP をよく読んでみてください．この SOAP のプロブレムの中心はどこにあるでしょうか？

プロブレムはアセスメントに表れる

プロブレムの中心を見極めるためには，まずアセスメントに着目しましょう．この SOAP では，A は「仕事が忙しく，今の生活で運動を増やすのはなかなか厳しい」となっていますから，どうやら**プロブレムの中心は，「どうやってやせるのか」という，ダ**

イエットの方法論のようです．確かにOにおいて「やせるためには食べる量を減らすか，運動を増やすか，どちらかしかない」と，ダイエットの方法論が二者択一で示されています．そして自分は「仕事が忙しく，今の生活で運動を増やすのはなかなか厳しい」（A）ので，「食べる量を減らすしかない．まずは明日から間食をやめよう」というPを導いています．ということはつまり，このSOAPのプロブレムの中心は，「**やせるためには食べる量を減らすか運動を増やすかどちらかしかないが，仕事が忙しく今の生活で運動を増やすのはなかなか厳しい**」というところにありそうですね（これがタイトルになります．ちょっと長いタイトルですが，長いタイトルについてはこの後説明します）．

それでは，正しいタイトルで書き直してみます．

●プロブレムの中心をはっきりさせたよいタイトルの例

例6

S）そろそろ夏が近づいてきた．夏になると薄着になるので，体のラインが目立ってしまう．夏までにやせよう！

O）やせるためには食べる量を減らすか，運動を増やすか，どちらかしかない．

A）仕事が忙しく，今の生活で運動を増やすのはなかなか厳しい．

P）食べるのを減らすしかない．まずは明日から間食をやめよう．

タイトル ▶▶▶ やせるためには食べる量を減らすか運動を増やすかどちらかしかないが，仕事が忙しく今の生活で運動を増やすのはなかなか厳しい．

 GOOD

●書こうとする題材がそのままプロブレムになるわけではない

最初のタイトルは，「夏までにダイエットをしよう！」だったわけですが，実際にSOAPを書いてみたら，プロブレムの中心は，「どうやってやせるのか」というダイエットの方法論に変わってしまいました．つまり，**最初に「これについて書こう」と思いついたのは，あくまで題材として何をテーマに書こうかと思いついただけであって，それがそのままプロブレムになるとは限らない**のです．これが，タイトルを先に書いてはいけない理由です．

SOAPの思考方法に慣れてくると，やがて「このテーマならばアセスメントはこうなるから…」と，アセスメント中心の思考ができるようになってきますので，そうなるとテーマを思いついた段階で，ほぼ同時にアセスメント（プロブレムの中心）も思いつけるようになります．そこまでの思考力がついてくれば，はじめから正しいタイトルを思いつくことができるので，どちらが先でも構わないのですが，最初のうちはどうしても，最初に考えたこととプロブレムの中心がずれてしまうものなのです．ここを放置したまま何個SOAPを作っても，SOAPのバランス感覚は身につきません．ですから練習のためには，タイトルは後からつける必要があるのです．

b　タイトルのつけ方

タイトルのつけ方にも，SOAP 遊び特有の注意があります．それは，「少し長くなっても，プロブレムの中心を言い当てているタイトルをつける」ということです．前述の例 6 がそのよい例ですが，もう一つくらい例をあげてみましょうか．

例 7

S）最近仕事が忙しく，睡眠不足のためか常に体がだるい．睡眠時間は 3 時間程度の日が週に 3 日はある．もっと睡眠をとらなくてはいけない．

O）仕事は手一杯だし，ヒマな時間は一切ないので，仕事そのものを何とかしないといけないみたいだ．

A）仕事効率を高め，もっと短時間で仕事を終わらせるようにしよう．

P）仕事の優先順位をつけて，計画的に動き，徹底的に無駄を省こう．

タイトル ▶▶▶ 睡眠時間を確保するために，仕事効率を高め，もっと短時間で仕事を終わらせるようにしよう．

 GOOD

このタイトルも少し長いですが，これは SOAP 遊び特有のものなので，練習のためと割り切って慣れてください．

●まず，プロブレムの中心を考える

プロブレムはアセスメントに端的に表れます．SOAP 全体のバランスがよければ，アセスメントがタイトルを言い表しているはずです．この例 7 を見てみると，SOAP のバランスは問題なさそうですので，この SOAP のプロブレムは，アセスメントに記された「仕事効率を高め，短時間で仕事を終わらせる」ということのようですね．しかしこの一文だけでは，何のために「仕事を短時間で終わらせたいのか」がわかりません．いったい何の話なのかは，アセスメントには書かれていないことが多いのです．

●何についてのプロブレムなのか明確にする

それでは，「今，何についての話をしているのか」はどこに書いてあるでしょう．たいてい S か O に書いてあるはずです．たしかに S に「仕事が忙しく睡眠不足である」と書いてあります．つまり，睡眠時間がほしいので，仕事を短時間で終わらせたいわけですね．これをタイトルに書き込まないと，何の話だかわからなくなります．したがって，それをアセスメントとともに書き込んだのが，タイトルの「睡眠時間を確保するために，仕事効率を高め，もっと短時間で仕事を終わらせるようにしよう」となります．

●長くなってもプロブレムの中心がはっきりわかるタイトルをつける

テーマによっては，タイトルがとても長くなってしまうときもあります．実務の中で実際に用いるプロブレムネームは，きっと多くの場合，もう少し短くスッキリしたもの

だと思います．SOAP 遊びが実務の中の SOAP と一番異なる点は，ここになります．

しかし，これはプロブレムの中心を見極めるための練習ですので，多少長くなっても，プロブレムの中心がはっきりわかるタイトルをつけるようにしてください．

4 タイトルのパターン

それでは，SOAP 遊びにおいて，どんなタイトルがつくのか，それを少し整理してみましょう．大きく分けて 4 つのパターンがありますので，ある程度パターンを意識していれば，タイトルをつけることがとても楽になるはずです．

a アセスメントとタイトルが全く同じ――パターン 1

一番シンプルなのが，アセスメントとタイトルが全く同じパターンです．取り上げた内容によっては，このようにシンプルなタイトルをつけることができます．次の例を見てみましょう．

例 8

S） 実はデジカメをもっていない．今まで写真なら携帯電話で撮れるからいいと思っていて買わなかった．

O） 先日みんなでスキーに行ったとき友人からデジカメを借りた．デジカメは小さくてサッと写せてとても便利だ．それにズームが大きくてきれい！動画もハイビジョンでばっちり撮れる．

A） デジカメを一つもっていてもいいなぁ．

P） よし，デジカメを買おう！

タイトル ▶▶▶ デジカメを一つもっていてもいいなぁ．

 GOOD

これがタイトルとしては一番シンプルなパターンでしょう．なぜ「デジカメを一つもっていてもいいなぁ」と思ったのかは，S と O を見なければわかりませんが，「デジカメをほしい」というプロブレムであることは，これだけでわかります．このように，着目したプロブレムがアセスメントだけでわかるものは，このシンプルなパターンでよいと思います．

b アセスメントに S か O の情報が加わっている――パターン 2

それに対して，プロブレムそのものが何かの出来事を前提としていて，補足の情報を加えないと，どんなプロブレムなのかわからない場合があります．それがこのパターンになります．このような場合は，どんな状況なのかを示す情報を，S か O から取ってこなければなりません．

次の例を見てください.

S) 夏の家族旅行に行く計画を立てている. 旅行の間犬はどうしよう. 前回はペットホテルに預けた. お金もかかるし, 知らないところに預けるのはかわいそうだ.

O) 最近はペットOKのペンションも増えているらしい.

A) 車で行ってペットOKのペンションに泊まれば犬も連れて行ける.

P) ペットもOKの宿を探そう.

タイトル ▶▶▶ 夏の家族旅行は車で行ってペットOKのペンションに泊まれば犬も連れて行ける.

 GOOD

アセスメントの「車で行ってペットOKのペンションに泊まれば犬も連れて行ける」だけでは,「旅行にでも行くのかしら?」という推測はできますが, プロブレムをハッキリ示しているとは言いがたいと思います. しかしそこにSで説明している「夏の家族旅行」という情報を加えれば, タイトルだけで何がプロブレムなのかがよくわかります.

c アセスメントにプランが加わっている――パターン3

プロブレムの中心が, 意識としてプランに偏っていることがあります. この場合は, バランス感覚としてタイトルでもプランを述べないとしっくりこないことがあります. そのような場合は, アセスメントにプランも書き込んでタイトルにしましょう.

例10

S) 明日までに仕上げなければならない仕事がある.

O) 夕食を済ませたら, とっても眠くて何もする気が起きない.

A) このままだと眠くて仕事にならない.

P) 1時間だけ仮眠してから仕事をしよう.

タイトル ▶▶▶ 眠くて仕事にならないので, 1時間だけ仮眠しよう.

 GOOD

この例では, アセスメントだけでも何がプロブレムの中心なのかがわかるかもしれませんが, このプロブレムの場合,「1時間だけ仮眠しよう」という行為がとても重要だと思いますので, タイトルにも「1時間だけ仮眠しよう」を入れたほうがしっくりくると思います.

このタイプのSOAPでは, ごくまれにアセスメント抜きでプランだけでバランスが取れてしまうケースがあります. しかし, 多くの場合, アセスメントを書き込んだほうが, プロブレムの中心がハッキリすると思いますので, プロブレムの中心を明確にする練習のために，アセスメントを必ず書き込むようにしましょう．

d アセスメントにSかOの情報とプランが両方加わっている―パターン4

最後は情報とプランの両方が必要なタイプです．取り上げた状況設定によって，どうしても両方入れないと，プロブレムがイメージできないことがあります．タイトルがとても長くなってしまうことも多いですが，練習だと思って割り切ってください．

例11

S） 明日，遊園地に遊びに行く．
O） 最近では日中に強い日差し，午後には夕立が続いている．
A） 強い日差しにも，突然の雨にもあわてないようにしたい．
P） 晴雨兼用の傘をもっていこう．

タイトル ▶▶▶ 遊園地に行くのに，強い日差しにも突然の雨にもあわてないように晴雨兼用の傘をもっていこう．

 GOOD

この例ではそんなに長くはなりませんでしたが，「遊園地に行く」という背景の情報と，「晴雨兼用の傘をもっていこう」というプランと，両方あったほうが，どんなプロブレムなのかがよくわかります．

タイトルは大体この4つのパターンになると思いますので，頭に入れておいてください．これを覚えておくと，タイトルをつけるのに悩むことがなくなりますので，SOAP遊びがとても楽になると思います．

5 S，O，A，Pには，それぞれどんな内容がくればよいのか

SOAP遊びの場合，S，O，A，Pにはどんな内容がくれば全体のバランスが取れるのかについて，少し触れておきたいと思います．

a 「SとO」と「AとP」

第I章にて述べたとおり，本来SとOは患者さん側の情報であり，AとPは医療者側の判断と行為です．この基本はSOAP遊びにおいても変わりありません．しかし，SOAP遊びでは日常の出来事を題材としているため，患者さん側，医療者側という区別がありません．そこで少し応用しなければなりません．

大まかに**SとOは，題材として取り上げた状況の説明**だと考えてください．そして**AとPは，その状況をどのように捉えたのか（A）と，それに対する行動（P）**となります．したがって，AとPは実際のPOSとそれほど違いはありませんが，SとOは少し

違いますね．

b Sと0の区別

実際のPOSにおいて，Sは主訴でOは所見と述べました．SOAP遊びでは患者さんと医療者の区別がありませんので，そのまま主訴と所見というわけにはいきません．ですので，SOAP遊びにおいては，その区別はあまり考えなくて結構です．じゃあどうすればよいのかというと，**「SOAP全体で見て，バランスがよい」ように情報を配分**してください．

c バランスのよいSとOとは

それではどのように情報を配分したら，バランスが取れるのでしょうか．大体次のように考えるとうまくいくと思います．

まずSですが，どんな状況を取り上げたのか，その状況説明と考えると，バランスを取りやすくなります．**取り上げたプロブレムの前提条件，あるいは背景の説明など，そのプロブレムがどういう状態なのかを明らかにする情報がS**だと考えてください．

それに対してOですが，**Pで何らかの選択をするならば，その選択肢の提示，あるいはAにおける判断の根拠となる事実の提示などがO**でなされます．他のPが成り立たないための条件の提示も，Oに置くのが自然だと思います．

大まかではありますが，大体このようにSとOを捉えると，バランスが取りやすくなります．ただしそんなに厳密に考える必要はありません．あくまで「大体このように考えるとうまくいくことが多い」ということです．あまり厳密に考えると，プロブレムによってはSかOかどちらかの情報が膨れ上がってしまい，とてもバランスが悪いSOAPになってしまうことがあります．そういう場合は臨機応変に配分してください．

6 S，O，A，Pの具体的な配置のしかた

さてそれでは，前述の内容を念頭において，実際のSOAPを見ながら，どのようなバランスになっているのか，S，O，A，Pの配置のしかたを解説していきましょう．

例12

S）今は夏休み．つい夜更かしをしてしまい，いつも起きるのが遅い．
O）午前中に勉強をする予定を立てたのだが，起きるころには暑すぎて勉強をする気になれない．予定通り勉強できないので宿題がたまってしまっている．
A）このままでは夏休みの宿題が終わらない．
P）夜更かしはやめて，朝は6時には起きて涼しいうちに宿題をしよう．

タイトル ▶▶▶ 午前中に勉強をする予定だが，遅く起きると暑くてできないため，このままでは夏休みの宿題が終わらないので，朝6時に起きて涼しいうちに宿題をしよう．

 **GOOD**

まずプロブレムを確認しましょう．長いタイトルですね．「**午前中に勉強をする予定だが，遅く起きると暑くてできないため，このままでは夏休みの宿題が終わらないので，朝6時に起きて涼しいうちに宿題をしよう**」となっています．なるほど．私が学生の頃は，クーラーがなかったので，確かに日が高くなり暑くなってからは勉強どころではありませんでした．さて，プロブレムの中心は，アセスメントにある「このままでは夏休みの宿題が終わらない」というところですね．

Sを見てみると，

S）　今は夏休み．つい夜更かしをしてしまい，いつも起きるのが遅い．

とあり，今夏休みであること，夜更かしをしてしまって，朝起きるのが遅いことが述べられています．つまりこのSOAPで取り上げた状況の背景を説明しています．

次にOを見てみますと，

O）　午前中に勉強をする予定を立てたのだが，起きるころには暑すぎて勉強をする気になれない．予定通り勉強できないので宿題がたまってしまっている．

とあり，午前中に勉強をする予定を立てていること，しかし（起きるのが遅いので）起きるころには暑くて勉強する気になれないこと，そして宿題がたまってしまっていることが述べられています．これは，次のアセスメント，

A）　このままでは夏休みの宿題が終わらない．

の根拠となります．そして宿題が終わらないとまずいので，

P）　夜更かしはやめて，朝は6時には起きて涼しいうちに宿題をしよう．

と早寝早起きをするというプランに導いています．

いかがでしょうか？　このような感じでS，O，A，Pを配置すると，大変バランスのよいSOAPを作ることができます．

それではS，O，A，Pの配置のしかたの例を，もう一つ見てみましょう．

例 13

S) 真夏の川原で行われる，草野球の大会を見に行くことになった．脱水症が心配だ．
O) 近くにコンビニはなく，水道設備もない．
A) 家から水分をもっていったほうがよい．
P) 水筒をもっていこう．

タイトル ▶▶▶ **真夏の野球観戦は脱水症が心配なので，家から水分をもっていったほうがよい．**

 GOOD

まずは，プロブレムのチェックですね．タイトルは「**真夏の野球観戦は脱水症が心配なので，家から水分をもっていったほうがよい**」となっており，脱水症が心配だから水分をもっていったほうがよいというプロブレムのようです．

Sでは，

S) 真夏の川原で行われる，草野球の大会を見に行くことになった．脱水症が心配だ．

と，真夏の川原へ草野球を見に行くという背景を説明し，そのときに脱水症が心配だと，何に着目しているのかを説明しています．

次にOでは，

O) 近くにコンビニはなく，水道設備もない．

と，川原の野球場には，水を飲める場所がないこと，そしてコンビニも近くになくて，買うこともできないことを述べています．これは次のアセスメント，

A) 家から水分をもっていったほうがよい．

の根拠となります．行った先で入手できないのならば，もっていくしかないわけですので，「もっていったほうがよい」と判断した根拠が提示してあるわけです．そして，

P) 水筒をもっていこう．

と，プランを提示しています．このようにS，O，A，Pを置くと，全体のバランスが取れるようになります．

「SOAP のバランス」 何となくわかっていただけたでしょうか？

7　SOAP 遊びの神髄は入れ換えにあり

a　入れ換えができないと練習にならない

SOAP 遊びの神髄は入れ換えにあります．入れ換えとは，S と O，あるいは O と A，など，それぞれの要素を入れ換えてみることです．これが SOAP 遊びの神髄なのです．

すでに述べたとおり，この「SOAP 遊びの神髄は入れ換えにあり」ということが，症例など実際の業務を想定した題材で練習してはいけない理由です．たとえ模擬の症例であったとしても，実務を想定した SOAP であると，勝手に要素を入れ換えることはできません．なぜなら，入れ換えた時点で最初の想定とは全く違うものになってしまうからです．このように入れ換えができないということは，次に述べる入れ換えによって得られる練習効果が全く期待できないことになります．ですから，SOAP 遊びで選ぶ題材は，実務に関連する症例などではないほうが勉強になるのです．大切なことなので繰り返し強調しておきたいと思います．

b　なぜ入れ換えが SOAP 遊びの神髄なのか

それではなぜ，入れ換えが SOAP 遊びの神髄なのでしょうか．それは，入れ換えて SOAP を作り直してみることによって，プロブレムの中心がどのように動いたのか，それにあわせて必要な情報がどのように変わったのか，その違いが，感覚的としてよくわかるようになるからです．

たとえば，O と A の入れ換えを例に取ります．O は情報であり，A は考えたこと・判断したことなので，意味合いが全く異なりますから，本来ならば入れ換えることはできません．しかしそれをあえて入れ換えて，それに合わせた状況設定を新たに考え，新しいアセスメント（これはプロブレムも新しく別のものになったことを意味する）に合わせた S と O を探します．このとき，最初に SOAP を作ったときとは全く違った観点で，新たな A を基準にして必要な情報を新たに加えたり，いらなくなった情報を削除したりします．入れ替えた結果，新しい O は多くの場合修正が必要であり，新たな A によっては，全く違った O が必要なこともあります．

これらの過程は，SOAP をガイドとして，情報の過多やプロブレムの広さなどを考えていく行為と，ほとんど同じような頭の使い方をすることになりますので，まさしく頭の中で「SOAP 分析」をしていることになります．このように SOAP で「ものを考える」思考回路が，この入れ換えによって訓練できるのです．

c　ただ入れ換えればよいというわけではない

ただ，入れ換えにも注意が必要です．入れ換えることそのものが目的ではありませんから，ただ入れ換えればそれでよいというわけではありません．入れ換えてみてうまく新しいプロブレムが作り出せれば，とても練習になるのですが，題材の取り上げ方によっては，うまくいかないことも多くあります．うまくいかなかった場合には，「このケースではうまくいかなかった」ということを，SOAP のバランス感覚で判断できるようになってほしいのです．

8　入れ換えの実例で学ぼう

それではこれも，いくつかの実例を用いて，どのように SOAP が変わっていくのか見てみたいと思います．ここが SOAP 遊びの一番面白いところです．

a　O と A を入れ換えるパターン

例 14

S）今日も暑い！　のどが渇くので水をガブガブ飲んでいたら，お腹がチャポチャポになってしまった．胃も少し痛い．

O）暑い日には冷たい物をつい飲み過ぎてしまう．熱中症にならないために，適度な水分補給は必要だが，ガブガブ飲んでは飲み過ぎだ．

A）温かい飲み物ならば，飲み過ぎることはない．

P）のどが渇いたら温かいお茶やコーヒーを沸かして飲むことにしよう．

タイトル ▶▶▶ 暑い日に冷たい物をつい飲み過ぎてしまうが，温かい飲み物ならば飲み過ぎることはない．

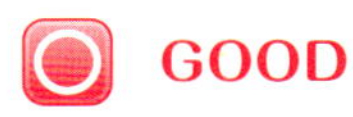

この SOAP のバランスは OK だと思います．それではさっそく入れ換えです．

① この O「暑い日には冷たい物をつい飲み過ぎてしまう．熱中症にならないために，適度な水分補給は必要だが，ガブガブ飲んでは飲み過ぎだ」を A にもってくる場合，いくつかある情報のうち，どこに焦点を当てるのかを決めなければなりません．

② O の中の「（水を）飲み過ぎだ」に焦点を当てると，それに対する P は，「少し控えよう」という流れでいけそうですね．

③ そう考えて，新しい A の中心を「水を飲み過ぎたようだ」に置くとして，それ以外の情報は移動するか，または削除します．

④ そして，S と O の情報をうまく調整してみましょう．

すると，次のようになりました．

例 15

S) 今日も暑い！ のどが渇くので熱中症にならないために水分補給が必要と思い，水をガブガブ飲んでいた．
O) なんだかお腹がチャポチャポになってきて，胃も少し痛くなってきた．
A) ちょっと水を飲み過ぎたようだ．
P) 水を飲むのは少し控えよう．

タイトル ▶▶▶ 暑くて水をガブガブ飲んでいたらお腹がチャポチャポになってしまったが，ちょっと水を飲み過ぎたようだ．

 GOOD

どうですか？ 元の O を A にもってきてみたら，同じ状況設定の中で，少し切り口の異なった SOAP になりましたね．

●もう一つ，O と A を入れ換えるパターン

O と A を入れ換えるパターンをもう一つ見てみましょうか．

例 16

S) 早朝，お弁当を作ろうとしたら，梅干しがないことに気がついた．冷蔵庫には，塩昆布ならある．塩昆布にご飯もまあおいしいが….
O) お弁当を置いておくロッカールームはクーラーがなく，夏場はかなり暑くなる．傷み防止も期待していたので，塩昆布では代用できない．梅干しを買ういつものスーパーはこんな時間に開いてない．
A) 24 時間営業のコンビニなら開いている！
P) コンビニへ買いに行こう．

タイトル ▶▶▶ 早朝に梅干しを買ってきたいが 24 時間営業のコンビニなら開いているので，コンビニへ買いに行こう．

 GOOD

それでは，O と A を入れ換えてみましょう．

① この O には，「お弁当を置いておくロッカールームにはクーラーがない」こと，（ロッカールームは）「クーラーがない」こと，（梅干しは）「傷み防止も期待していたので，塩昆布では代用できない」こと，「梅干しを買ういつものスーパーは，こんな時間に開いていない」ことの 4 つの情報が含まれていますので，A にもってくる場合，どこに焦点を当てるのか決めなければなりません．
② 「傷み防止も期待していたので，塩昆布では代用できない」に焦点を当てると，「梅干しを買ってこよう」というプランにつなげられそうです．

③ 新しいAにあわせて，それ以外の情報を取捨選択します．
④ Sはそのままでいけそうなので，Oの表現をAにあわせて整えます．

すると，次のようになりました．

例17

S） 早朝，お弁当を作ろうとしたら，梅干しがないことに気がついた．冷蔵庫には，塩昆布ならある．塩昆布にご飯もおいしいのだが…．
O） お弁当を置いておくロッカールームはクーラーがなく，夏場はかなり暑くなるので，ご飯が傷んでしまう危険性がある．
A） 傷み防止のためなら塩昆布では代用できない．
P） コンビニへ行って梅干しを買ってこよう．

タイトル ▶▶▶ 早朝お弁当の梅干しがないことに気がついたが，傷み防止のためなら塩昆布では代用できないので，梅干しを買ってこよう．

 GOOD

いかがでしょうか？　同じような状況設定ですが，元のSOAP例16は「（早朝でいつものスーパーは開いてないけど）コンビニなら開いている」というのがプロブレムの中心でしたが，この例17では「痛み防止なら塩昆布では代用できない」にプロブレムの中心が変わっていることがおわかりいただけると思います．新しいSOAPでは，梅干しを売っている場所はプロブレムには関係ないので，Pでいきなり「コンビニ」と提示しています．早朝という設定ですから，スーパーが開いていないのは普通に考えられることなので，特に事前に選択肢を示す必要はないでしょう．

なお，この入れ換えとは少し意味が違いますが，SOAPがうまく作れないときにも，AをOにもっていって，違うAを置くことによって突破口が開けることが多いです．これは，この後の添削例を見ていただければ，そのような例が見つかると思いますので，参考にしてください．

b　SとOを入れ換えるパターン

次に，SとOを入れ換えるパターンを見てみましょう．これはAを自由に変えられるので，全く違う展開になることが多いです．

例 18

S）　人間ドックで肝機能が悪いと指摘を受けているのに，このところ夫の飲み会が多い．体が心配なのであまり飲んでほしくない．

O）　いつも体に気をつけるように話すのだが，まともに取り合ってくれない．ついこちらもガミガミうるさく言ってしまう．

A）　いつもガミガミ言ってしまうので，心に響かないのだろう．

P）　心に響くように，機会を見つけて「心配している」と真剣に話してみよう．

タイトル ▶▶▶ このところ飲み会が多い夫を心配して，体に気をつけるように話すのだが，いつもガミガミ言ってしまうので，心に響かないのだろう．

 GOOD

素敵な奥様ですね．さて，S と O を入れ換えてみて，どんな A をもってくることができるのか，考えてみましょう．

① S の，「人間ドックで肝機能が悪いと指摘を受けている」と「このところ夫の飲み会が多い」の二つの情報と，O の，「いつも体に気をつけるように話すのだが，まともに取り合ってくれない」を入れ換えてみましょう．
② 新しい S と O だと，「少しでもお酒の量を減らしてほしい」のような，シンプルなアセスメントが成り立ちそうです．
③ 新しいアセスメントに基づいたプランを導くために，O に「家で食事をするときにはビールは欠かせないし，晩酌をすることも多い」という情報を加えれば，「飲み会が重なるときは，家ではお酒を飲まないようにしてもらおう」というプランが成り立ちますね．

以上の考えから，次のような SOAP にしてみました．

例 19

S）　いつも体に気をつけるように夫に話すのだが，夫は「わかってるよ」と言うばかりでまともに取り合ってくれない．

O）　肝機能が悪いのにこのところ飲み会が多い．家で食事をするときにはビールは欠かせないし，晩酌をすることも多い．

A）　少しでもお酒の量を減らしてほしい．

P）　飲み会が重なるときは，家ではお酒を飲まないようにしてもらおう．

タイトル ▶▶▶ 肝機能が悪いのに飲み会が多いので，少しでもお酒の量を減らしてほしいから，家ではお酒を飲まないようにしてもらおう．

 GOOD

全く違うプロブレムになってしまいましたね．このパターンの場合，ただ入れ換える

だけでなく，多少情報を加えたり，削ったり，調整する必要があります．それは新たに考えたアセスメントからプランへの流れに沿って，必要かどうかで判断してください．

こんなふうに，要素の入れ換えを行うことによって，全く違うプロブレムになり，そのプロブレムに合わせたSOAPを揃えることで，SOAPのバランス感覚が身についてきます．

なお，前述したとおり，ただ入れ換えればよいというわけではありません．入れ換えること自体が目的ではありませんので，入れ換えを行う前に，必ず次に述べる「SOAPのチェック」を行い，バランスの取れた正しいSOAPに直してください．もともとバランスが取れていないSOAPを，いくらいじっても練習にはなりません．それだけ気をつけてください．

B　SOAPのチェック

1　SOAPを書いたら必ずチェックしよう

SOAPを書いたら，必ず自分で読み直してチェックしてください．このチェックのときに，バランス感覚が身につくといってもよいくらい，とても大切なところです．

このとき，まるで他人が書いたSOAPをはじめて読むような気持ちで，心を白紙にして，SOAPに向かい合ってください．書いたときの意識のままだと，自分の頭の中に書きたかった情景が残っていて，SOAPに抜けている情報があっても，それに気付かないことがあるからです．また，頭で思い描いていた情景と，実際のプロブレムの中心が異なるケースはとても多いのですが，それにも気付けなくなってしまいます．新たな気持ちでSOAPを読み直しながら，「このSOAPのプロブレムの中心は何だろう？」と考え直してください．

実は，バランス感覚が身についてくると，最初のSOAPを書いている段階で，チェックを入れながら情報を集めたり，アセスメントを見極めたりできるようになってきます．しかし，それでも，もう一度読み直してみてほしいのです．私自身も，長年SOAP遊びの添削をやっていますので，大分慣れているはずなのですが，それでも何度も読み直します．改めて読み直してみると，足りない情報があることに気がついたり，アセスメントと情報のバランスがよくないことに後から気がついたりします．また，もっとよい情報やアセスメントが後から見つかったりすることもあるのです．ですから，改めて読み直してみて，「他のプランは成り立たないだろうか」とか，「このアセスメントが成り立つために，情報に過不足はないだろうか」などと，考え直してみるのです．皆さんも，必ずチェックするようにしてください．

2　どこをチェックすればよいのか

それでは，具体的なチェックのやり方を説明しましょう．わかりやすいように，SOAP を実際に示しながら解説していきます．

a　情報の過不足をチェックする

まず真っ先にチェックしてほしいのは，**プロブレムが成り立つために必要のない情報が入っていないかどうか，そして必要な情報が抜けていないかどうか**です．アセスメントをよく読んで，あってもなくてもそのアセスメントに影響を与えない情報が S か O にあったら，それを省きます．また，そのアセスメントやプランが成り立つために，どうしてもなければつじつまが合わない情報が抜けていないかどうか，チェックします．

ただし，実務においては少し違うところがあります．それは「必要のない情報は書き込まない」というところです．SOAP のバランス感覚を身につけるために，練習では厳密にチェックして，いらない情報は省いてほしいのですが，実務においては，より詳しく状況を説明するため，あるいは記録のために，書き込んでおきたいことはあるものです．本当にそのプロブレムと全く関係のない情報は，SOAP とは別のところに，箇条書きで列挙しておけばよいと思いますが，「このプロブレムに関連することなので，ここに書き込んでおきたい」と思うときは書き込んでください．特に，プロブレムそのものには大きな影響を与えなくても，患者さんの様子をもっと詳しく記しておきたいことはあると思います．それは書き込んでも OK ですので，実務においては，あまり厳密に考えすぎないようにしましょう．ただし，**SOAP 遊びの練習をしているときには，バランス感覚を身につける練習と割り切って，「要らない情報は省く」を徹底してください．**

●過不足チェックの実際

それでは実際の SOAP で，チェックしていきましょう．

例 20

S）　今日は 19 時から観たかったテレビ番組がある．
O）　今は 18 時 30 分．もうご飯を食べ終わった．夕ご飯の後にお風呂に入るのがいつもの習慣．
A）　すぐにお風呂に入れば，19 時からゆっくりテレビを観ることができる．
P）　すぐに風呂に入ろう．

タイトル ▶▶▶ 19 時のテレビ番組に間に合うようにすぐに風呂に入ろう．

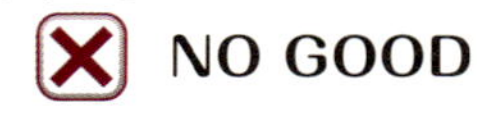

●プロブレムの中心を考えて情報の過不足を判断する

まず，プロブレムの中心を確かめます．アセスメントは「すぐにお風呂に入れば，19時からゆっくりテレビを観ることができる」となっています．おや？　まだ30分もあるのに，「…19時からテレビが観られる…」というアセスメントは，どこか不自然ですね．これは何か情報が足りないのではないでしょうか．

まず状況としては，19時から観たいテレビ番組があり，今ご飯を食べ終わって18時30分．あと30分ある，という状況ですね．Oの「夕ご飯の後にお風呂に入るのがいつもの習慣」ですが，きっと「お風呂に入る」という行動の根拠として入れてある情報だと思われますが，もしかするとOの情報としては必要がないものかもしれません．アセスメントが固まったら，それにあわせて必要かどうかを判断しましょう．

●何が必要な情報か考える

この作者は　いつもお風呂にどのくらい時間がかかるのでしょうか？　観たいテレビ番組まで残り30分という状況でのプロブレムを考えるにあたって，いつもゆっくり入る人なのか，カラスの何とかの人なのか，これは情報としてほしいですね．このプロブレムにとっては，そちらのほうが重要な情報だと思われます．それを書き込めば，先ほどの「いつもの習慣」という情報は要らなくなるでしょう．そしてもし，普段は1時間近くお風呂に入る習慣がある人ならば，テレビ番組まであと30分という状況が，プロブレムを生むことになりますね．このように情報の過不足も，バランスで考えていくとよくわかるようになります．

そこで，次のようにしてみました．

例21

S）　今はご飯を食べ終わったところで18時30分．今日は19時から観たいテレビ番組がある．

O）　いつもお風呂には1時間くらいゆっくりと入るのだが，汗を流すだけなら30分もあれば十分．今日も暑くて汗をかいたので，汗を流して着替えてからのほうが，ゆったりと過ごせる．

A）　今すぐにお風呂に入れば，19時からゆっくりテレビを観ることができる．

P）　よし！すぐにお風呂に入ろう．

タイトル ▶▶▶ 今すぐにお風呂に入れば，19時からゆっくりテレビを観ることができる．

 GOOD

いかがですか？　全体のバランスを見ながら情報の過不足を判断するという意味がおわかりいただけたでしょうか．

●もう一つ，過不足をチェックする

それではもう一つ見てみましょう．

例 22

S） 夕方になると子どもがよく泣くようになる．
O） さっき授乳したばかりでおむつも換えたばかりなのに泣く．
A） 授乳量が足りないのかもしれない．
P） 追加で粉ミルクをあげよう．

タイトル ▶▶▶ 授乳量が足りないのかもしれないので，追加で粉ミルクをあげよう．

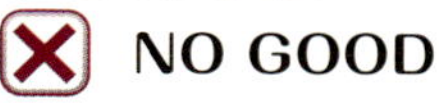

ここで検討しなければならないのは，S ですね．「夕方になると」はこの SOAP に絶対必要な情報でしょうか？　実際には夕方にあったことなのかもしれませんが，A は「授乳量が足りないのかもしれない」となっており，夕方かどうかはこのプロブレムにはあまり関係のないことのようです．省いてもよさそうですね．

さて，A と P はそのままでも問題なさそうなので，以下のように直してみました．

例 23

S） まだ授乳してそれほど時間が経っていないのに子どもが泣きだした．
O） おむつは換えたばかりなのでおむつのせいではない．
A） 授乳量が足りないのかもしれない．
P） 追加で粉ミルクをあげよう．

タイトル ▶▶▶ 授乳してそれほど時間が経っていないのに子どもが泣くのは，授乳量が足りないのかもしれないので，追加で粉ミルクをあげよう．

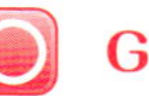

GOOD

いかがでしょうか？　「授乳してそれほど時間が経っていない」という情報と「おむつは換えたばかりなのでおむつのせいではない」という情報から，「授乳量が足りないのかもしれない」というアセスメントを導いていますね．これにより，最初の S である「夕方になると子どもがよく泣くようになる」はなくても，プロブレムが成り立つことがおわかりいただけると思います．

情報の過不足について，おわかりいただけたでしょうか．このようなケースは，最初に書いたときにはその過不足には気付きにくいものです．一度書いてから読み直して，チェックしてみて下さい．新たな気持ちで読み直せば，きっと見つけることができるはずです．

b アセスメントとタイトルは一致する

次に各要素の関係性です．

まずアセスメントとタイトルをチェックしてください．**アセスメントとタイトルは，基本的に一致するはず**です．ここで言うところの一致とは，必ずしも全くピッタリと同じになるわけではないことは，すでにタイトルのつけ方で説明したとおりです．しかしいずれの場合も，プロブレムの中心を表す表現がアセスメントにくるはずですので，SOAPを読み直してみて，タイトルとアセスメントが別のことを表しているようでしたら，修正が必要だと考えてください．

次の例を見てみましょう．

例24

S） 先月来た新人は，既卒の30歳だ．
O） 以前は，老健施設で働いていたそうだ．
A） 柔らかい人当たりや気配りは，見習うべき点が多い．
P） 接遇面での勉強会で，講師をしてもらおう．

タイトル ▶▶▶ 新入社員に接遇の勉強会で講師をしてもらおう．

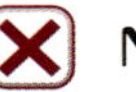 NO GOOD

いつものように，プロブレムの中心を明らかにするためにAから見ていきます．Aは，

A） 柔らかい人当たりや気配りは，見習うべき点が多い．

そしてタイトルは，次のようになっています．

タイトル） 新入社員に接遇の勉強会で講師をしてもらおう．

関連はあると思うのですが，アセスメントとタイトルは一致していませんね．このタイトルは，ほぼPと同じです．ということは，プロブレムが，プランを強く意識するようなプロブレムといえるのかもしれません．それならば，タイトルにアセスメントの要素を入れればよいのですが，このSOAPの場合，それだけでは解決しません．なぜなら，SとOの情報も不足しているため，全体的なバランスが取れていないからです．このS，O，Aからは，このPは直接出てきません．**「勉強会の講師」というプランが必然的に成り立つような情報をSかOに入れる必要があります．**

このように，作った段階ではわからなかった「全体的にバランスが取れていない」ということも，チェックの過程で気がつくことができるようになります．このバランス感覚は，慣れてくると書きながらわかるようになるのですが，初心者のうちは，書いてみてからこのようにチェックしないと気付けないことも多いのです．

それでは，以上チェックしたことを踏まえ，その全体的なバランスも含めて直してみましょう．性別がわからないので，彼女にしてみました．

例 25

S）　接遇面をよりよくするための勉強会を開きたい．
O）　先月来た新人は以前老健施設で働いていたそうで，人当たりが柔らかく気配りができる．
A）　彼女に接遇についての心構えを学ぶとよい．
P）　彼女に接遇面での勉強会の講師をお願いしよう．

タイトル ▶▶▶ 接遇の勉強会では老健から来た新人さんに接遇についての心構えを学ぶとよい．

GOOD

このように，あらかじめSで「…勉強会を開きたい．」としておけば，Pはつじつまが合うと思います．

●アセスメントとタイトルが一致しない例をもう一つ

もう一つ例を見てみましょう．

例 26

S）　関西で有名なお菓子屋さんが，期間限定で，地元デパートに出店している．
O）　昨日仕事帰りに同僚が買いに行ったら，もうなかった．
A）　早く行かないと売り切れるらしい．
P）　明日の日曜日は，午前中に買いに行こう．

タイトル ▶▶▶ 明日は早くデパートに買いに行こう．

NO GOOD

この例も，アセスメントとタイトルが一致していません．そして例 24と同様に，Pとタイトルがほぼ同じになっています．この作者はきっと，どうしてもそのお菓子を食べたいのでしょうね．それで「明日は早くデパートに買いに行こう」というプランに意識が偏っているようですね．

さて，ここでもう，このSOAPを直すためのヒントが出てきたことにお気付きでしょうか？　SOAP全体のバランスとして，Sで提示してある「関西で有名なお菓子屋さんが，期間限定で，地元デパートに出店している」だけでは，買いに行かなければいけないというプランへ導く必然性が少し足りないのです．**一番大切な「どうしても食べたい」という気持ちが，SにもOにも書き込まれていない**からです．これが足りない情報ですね．これを書き込まなくてはなりません．方向性が見えてきました．

この場合，２通りのパターンが考えられる

直しかたとしては，２通りのパターンが考えられます．先ほど不足していることに気付いた「どうしても食べたい」を，そのままストレートにアセスメントにもってくる場合と，元のアセスメントである「早く行かないと売り切れる」を活かして，「どうしても食べたい」は，前提条件としてＳかＯにもってくる場合です．

ここでは作者の気持ちを尊重して，プロブレムの中心を，前者の「どうしても食べたい」に置いて作り直してみました．

例 27

S)　関西で有名なお菓子屋さんが，期間限定で，地元デパートに出店している．一度食べてみたいと思っていたが関西まで買いには行けなかった．
O)　昨日仕事帰りに同僚が買いに行ったらもうなかったそうだ．早く行かないと売り切れてしまうらしい．
A)　どうしても食べてみたい．
P)　明日の日曜日，朝一番に買いに行こう．

タイトル ▶▶▶ 関西で有名なお菓子屋さんが期間限定で地元のデパートに出店しているが，どうしても食べてみたいので，明日朝一番に買いに行こう．

 GOOD

「どうしても食べてみたい」というアセスメントを活かし，「明日朝一番に買いに行こう」というプランに必然性を与えるために，ＳとＯにそれぞれ「一度食べてみたいと思っていたが関西まで買いには行けなかった」と「早く行かないと売り切れてしまうらしい」という情報を加えてあります．また，タイトルは，アセスメントに情報とプランを両方加えた　一番長いパターンになっています．

アセスメントとタイトルを比べてみるだけで，様々なことに気付けることがおわかりいただけたでしょうか．アセスメントとタイトルのチェック，しっかりと行ってください．

C　タイトル（またはアセスメント）がプランで解決する

次にチェックするポイントとしてあげておきたいのは，「タイトルがプランで解決するかどうか」です．これは「アセスメントがプランで解決するかどうか」と言い換えてもよいと思います．特に先ほどの例 27 のように，タイトルにプランも含まれているパターンの場合は，アセスメントとプランを比べてみたほうがわかりやすいからです．

このケースは，取り上げる題材によっては，文字通り「解決する」という感じではないときもあります．「当然の成り行きとしてつながっている」ようなケースもありますし，「タイトルがプランに展開している」と表現したほうがよい場合もあります．しかしここでは，わかりやすく「解決している」とよぶことにします．

先ほどの例 25 が，まさにタイトルがプランで解決していますので，再掲します．

例 25

S）接遇面をよりよくするために勉強会を開きたい．
O）先月来た新人は以前老健施設で働いていたそうで，人当たりが柔らかく気配りができる．
A）彼女に接遇についての心構えを学ぶとよい．
P）彼女に接遇面での勉強会の講師をお願いしよう．

タイトル ▶▶▶ 接遇の勉強会では老健から来た新人さんに接遇についての心構えを学ぶとよい．

 GOOD

該当部分だけ抜き出してみると，

タイトル）接遇の勉強会では老健から来た新人さんに接遇についての心構えを学ぶとよい．

P）彼女に接遇面での勉強会の講師をお願いしよう．

まさに解決していますね．このようになっていれば OK ということです．

●もう一つ，タイトル（またはアセスメント）→プランの流れをチェックする例

もう一つ例を見てみます．

例 28

S）5 月にしては気温の低い日が続く．朝方は特に寒くて，まだ暖房がほしい．
O）灯油がなくなったが，今から 18 リットル使うとは思えないので，買うのは抵抗がある．
A）電気ヒーターなら，そのまま使える．
P）電気ヒーターでしのごう．

タイトル ▶▶▶ 灯油がなくなったので，電気ヒーターを使おう．

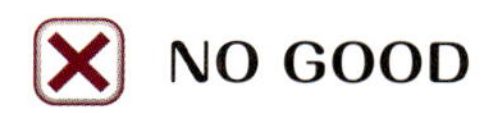

それではまずタイトルがプランで解決しているかどうかを見てみます．

タイトル） 灯油がなくなったので，電気ヒーターを使おう．

P） 電気ヒーターでしのごう．

ちょっと「解決している」という感じではないですね．また，タイトルは「…電気ヒーターを使おう」となっており，プランは「電気ヒーターでしのごう」となっていますから，少しニュアンスが違うように感じます．これはSOAP全体のバランスが取れていない可能性があります．

それでは，次にアセスメントとタイトルが一致しているかどうかを見てみましょう．

A）電気ヒーターなら，そのまま使える．

タイトル） 灯油がなくなったので，電気ヒーターを使おう．

これも少しニュアンスが違いますね．

これはきっと，プロブレムの中心が絞り切れていないまま，SOAP を書いたのでしょう．全体的にバランスを取り直す必要がありそうです．

まず気になるのは，P の「電気ヒーターでしのごう」という表現です．「しのごう」というからには，何か理由があるはずですよね．それはきっと O に書かれている「（灯油を）今から 18 リットル使うとは思えない」からではないでしょうか．だとすると，これがアセスメントにくるべきですね．これがアセスメントにくる場合，アセスメント→プランの展開がうまくはまるためには，プランに「灯油を買うのを止める」という一言がほしいですね．これで SOAP のバランスは取れるはずです．

今の検討内容をそのまま SOAP に書き出してみましょう．

例 29

S） 5 月にしては気温の低い日が続く．朝方は特に寒くて，まだ暖房がほしいところだが，ファンヒーターの灯油がなくなってしまった．
O） 灯油は 1 缶 18 リットル単位で売っている．他には電気ヒーターならある．
A） 今から灯油を 18 リットル使うとは思えない．
P） 灯油を買うのをやめて電気ヒーターでしのごう．

タイトル ▶▶▶ 灯油がなくなったが今から 18 リットル使うとは思えないので，灯油を買うのはやめて電気ヒーターでしのごう．

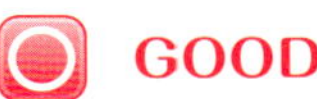
GOOD

Oには，Pの根拠として「電気ヒーターならある」の一言を加えました．また，「灯油1缶が18リットルだ」ということを述べておかないと，アセスメントの意味がわからなくなりますので，これも加えました．それに伴って，Oが長くなってしまったので，「ファンヒーターの灯油がなくなってしまった」をSに移動させました．この「灯油がなくなってしまった」という情報は，このプロブレムの背景にあたりますから，Sのほうがしっくりくるでしょう．

さて，これでOKでしょうか．タイトルは情報もプランも含めた一番長いパターンにしましたので，「アセスメント→プラン」で確認してみましょう．

A）　今から灯油を18リットル使うとは思えない．

P）　灯油を買うのをやめて電気ヒーターでしのごう．

きれいに解決していますね．これでOKだと思います．

d　他のプランでも成り立ってしまわないかチェックする

チェックのしかたの最後は，プランの必然性です．他のプランでも成り立ってしまうSOAPは，まだ未完成です．SOAPの中で，そのプランでなければ成り立たないようにバランスを取ってください．

このときは，S，O，AとPをじっくりと見比べてください．そして他のPが来ても成り立ってしまわないかどうか，よく確認してみてください．

これも説明だけではわかりにくいと思いますので，実例を示します．

例30

S）　車で帰宅途中に，会社に財布を置き忘れているのに気がついた．
O）　財布には運転免許証も入っている．
A）　免許証不携帯で運転しなくてはならない．
P）　買い物はやめてまっすぐ家に帰ろう．

タイトル ▶▶▶ 免許証不携帯なので，買い物はやめてまっすぐ家に帰ろう．

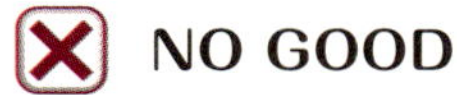

ちょっと考えただけでも,「…まっすぐ家に帰ろう」というプラン以外に「(免許証を)会社に取りに戻ろう」というプランがあり得ることはわかりますね．まっすぐ家に帰るならば，会社に取りに戻れない理由を情報として加えなければなりません．他にも「買い物はやめて…」となっていますが，買い物に来ている（あるいはこれから行く？）という情報はどこにもありませんので，情報を加えるか，そうでなければ「買い物」を削除するか，どちらかが必要ですね．

会社に戻れない理由としては,「カギをもっていないので，戻っても入れない」とするか「もう家はすぐそこなので，早く家に帰ったほうがよい」などが考えられますが，よく考えると明日の朝も出勤で車を使うのでしょうから，免許証を取りに戻ったほうがよいのではないでしょうか．

そこで，プランを「取りに戻る」にして，それに見合った情報を加えてみました．

例31

S）車で帰宅途中に，会社に財布を置き忘れているのに気がついた．財布には運転免許証もはいっている．免許証不携帯だ．会社にはもう誰もいないが，明日早番なのでカギはもっている．

O）今，家までの道のりの半分くらい．このまま帰っても，会社に戻っても，不携帯で運転する距離は同じくらいだが….

A）明日も出勤のため運転しなければならないので取りに戻ったほうがよい．

P）すぐ引き返して会社に免許証を取りに戻ろう．

タイトル ▶▶▶ 会社に免許証を入れた財布を忘れたが，明日も出勤のため運転しなければならないので取りに戻ったほうがよい．

 GOOD

3 少しでも違っていたらダメなのか

a まずはチェック項目をすべてチェックしてみよう

チェックについての説明を終えるにあたって，前著 Part 1 を発売後，質問が多かった点について，少しだけ述べておきたいと思います．それは,「どこまで直せばよいのかわからない」あるいは「少しでも違っていたらダメなのか？」という質問です．それぞれ表現は少しずつ違いますが，結局は「どれが正解で，どれが間違いなのか，自信がない」ということだと思います．このような質問の多くは，それぞれの施設で指導的な立場にいる方からいただきます．後輩にSOAP遊びをやらせてみたのだけれど，自信をもって添削できないという悩みのようです．

このような質問を受けたときに私はいつも「**チェック項目をすべて確認してみて，全体を見渡して『これで大丈夫』と思えるところを正解としてください**」とお答えしています．「それがわからないから聞いているのに…!」と，怒られそうではありますが，でもこう言うしかないのが正直なところなのです．

b　今の自分が思いつく限りの精一杯を目指せ

私は長年 SOAP 遊びの指導していますし，今でも通信添削をすべて私が一人で担当していますので，膨大な量の SOAP 遊びを経験していることになります．そんな私でも，最初のうちは，しばらくたって見直したときに，当初の添削よりもっとバランスのよい SOAP を思いつくことがありました．しかし，慣れてくるにしたがって，だんだんすぐによいバランスの SOAP を思いつくことができるようになってきました．このように，指導者としてもだんだん上達していきますので，実際に職場で指導的立場にいる方は，今の自分の精一杯のバランスでよしとするしかないと思います．ただし「もう大丈夫」「私はできるようになった」と安心してしまわないようにしてください．常に「本当にこれで大丈夫か？」「他に成り立つ考え方はないのか？」と自らに問いかけ続けてください．

指導者ではなく，自分自身が初学者の方は，素直にここでお話したチェック項目を確認してみてください．書きっぱなしは絶対にダメです．自分で SOAP を書いてみた後，素直にチェックしてみることです．そしてここであげたチェック項目がすべて満たされていれば，それで OK としてください．

C　SOAP 遊びをモノにするコツ

本章を終えるにあたって，SOAP 遊びをモノにするためのコツを伝授したいと思います．これは，これまで私が勉強会や通信添削でたくさんの方を指導してきた中で見えてきた，つまずきやすいポイント，わかりにくいところを整理してまとめてみたものです．すでに述べてきたことの繰り返しになる部分もありますが，「それはさっき読んだ」と流してしまわずに，それだけ大切なことだと思って再確認してください．

1　考え方のコツ

a　アセスメントの更新

●新しい情報が入ったらアセスメントを更新せよ

SOAP 遊びを指導していて，一番気になるのはここです．SOAP 遊びが苦手という人は，「常にアセスメントを更新する」という考えができていない人が多いようです．**何か一つでも新しい情報が入ってきたら，さっきまで考えていたことが，新しい情報を加えても成り立つかどうか，常に考え直さなくてはなりません**．これを「アセスメントを更新する」と私はよんでいます．これは実務においても，SOAP 遊びにおいても，同じなのです．いや，同じというよりも，SOAP 遊びが実務でよい記録を手早く書くための訓練であるからこそ，SOAP 遊びにおいて，何か一つでも新しい情報が入ってきたら，常に頭の中をいったんリセットして，新たな発想を求めることを意識する必要があるのです．つまり，SOAP 遊びで「常にアセスメントを更新する」練習をするということですね．常に「他に考え得るパターンはないか」「違う視点でアセスメントできないか」と考え続け，頭の中でトライアンドエラーを繰り返してください．そのような思考方法に慣れてくれば，実務においても，新しい情報を入手したときに，躊躇なくこれまでのアセスメントをサッと入れ換え，全く新しい視点で患者さんの直面するプロブレムを見直すことができるようになります．それを身につけていただきたいと思います．

b　頭の中をリセットせよ！

最初に考えた状況設定にとらわれない

このときに必要な心構えは何かといえば「最初に考えた状況設定にとらわれないこと」に尽きると思います．最初に思いついた状況設定がどんなにいいアイディアであったとしても，書いてみた SOAP がバランスが取れていなかった場合には，それまでの考えをあっさりと捨てて，全く新しい発想で考え直してください．あるいは，SOAP の要素を入れ換えてみるときに，最初の発想からは離れ，全く新しい発想で SOAP と向かい合うことです．

ただ，これはどんなに口を酸っぱくして申し上げても，実際にはなかなかむずかしいことなのかもしれません．しかしむずかしいからこそ訓練が必要なわけですから，あきらめずに自分に言い聞かせてください．「頭の中をいったんリセットせよ！」と．

c　SOAP の中で完結する

SOAP の中ですべて説明せよ

他によく見受けられるケースとしては，自分ではわかっていること，あるいは自分にとってはあたりまえのことが，SOAP に書き込まれていないので，SOAP が完結していないケースがあります．自分の頭の中にはあるので，その情報が SOAP には書き込まれていないことに，すぐに気付けないのです．

これは他人に読んでもらうことで解決する場合が多いので，特に初学者は仲間同士で見せ合うとよいでしょう．他人が読んだときに，SOAP の記述だけではわからないことがあったならば，何か情報が足りないのです．自分で気付けなくても，他人に読んでもらえばわかります．

ただ，当然いつまでも人に指摘されないとわからないのでは困ります．自分一人で読み直すときにも，書いたときの気持ちは忘れ，まるで今はじめて読むようなまっさらな気持ちで読み直すようにしてください．そうすれば「あれっ？　このことが書かれていないな」と気付けるようになります．SOAP の記述だけで，何について書かれたものなのかわからないところがあるならば，それは未完成なのです．必ず SOAP の中だけで完結するようにしてください．

d 情報のバランス

●アセスメントを中心として，S と O の情報のバランスを考える

さて，SOAP の中ですべて説明するように指導すると，今度は必要と思われる情報をあれもこれも S や O の中に並べ立てる人が現れます．そして「どこまで書き込めばよいのかわからない」と質問してきます．でもその答えは簡単なのです．「**アセスメントが成り立つのに必要十分な情報を書き込み，それがなくてもアセスメントに影響がない情報は入れない**」が答えです．つまり，S と O の情報のバランスは，アセスメントを中心にして判断するということです．アセスメントはプロブレムの中心を表しますので，これは**プロブレムを明確にして，プロブレムに合わせた情報の取捨選択を行う**ということでもあります．この POS の基本中の基本を絶対に忘れないでください．SOAP 遊びで苦戦している人は，この POS の基本を忘れてしまっていることが多いような気がします．あくまでアセスメントを中心として，それに見合った S や O のバランス，そしてそれに見合ったプランを考えてください．

e 考える習慣

●いつも「どんなアセスメントが成り立つのかな」と考える習慣を

前述の「アセスメントを中心として，S と O のバランスを考える」ことを少し違った観点で申し上げるならば，**いつも「手持ちの S と O に対して，どんなアセスメントが成り立つだろうか」と考える習慣をつける**といってもよいでしょう．いつもそのように考えていると，やがて A に見合った S，O，そして P が揃えられるようになります．

状況設定を考えるときも，S や O を入れ換えるときも，違うプランが成り立たないためにはどんな情報を加えればよいのかを考えるときも，**常にアセスメントを中心に考えること**です．そしてこの思考方法は，SOAP 遊びだけでなく，実務の中でもそのまま役に立ちます．すでに述べたように，常にアセスメントを意識し，ほんの少しでも情報に変化があったならば，逐一アセスメントを更新することが大切です．SOAP 遊びとは，そのための思考訓練であると同時に，常に考える習慣を身につけるための訓練でもあるのです．

2 指導者としての留意点

SOAP 遊びのやり方について一つ一つ述べてきました．最後に，指導的立場にいる方へのアドバイス，留意点をまとめておきたいと思います．このような観点は，たとえあなたが指導者ではなく，これから SOAP 遊びを学ぶ初学者であったとしても，SOAP のバランス感覚をしっかりと身につけるための大きなヒントとなるはずです．

a　自己流の SOAP を長年書いている人はなかなか考え方を直せない

最初に脅すつもりはないのですが，私のこれまでの指導経験からして，自己流の SOAP を長年書いてきた人は，頭では理解できても，正しいバランス感覚を身につけることは，なかなか大変のようです．自己流でバランスが取れていない SOAP をたくさん書いてきたために，バランスが悪いということが，感覚的にわからなくなってしまっているのです．これは指導的立場にいる方は，なにより心しないといけないところだと思います．

b　まずは自分が SOAP 遊びをしっかりと練習する

そこで，まずは自分が自信を持てるようになるまで，徹底的に練習していただきたいと思います．指導的立場にある方はベテランでもあるはずなので，これまでの先入観を捨て，「人よりうまくできなければいけない」というプライドをいったん脇に置いて，真摯に，白紙の心で，SOAP と向かい合ってください．わかりきったことかもしれませんが，まずはこれが一番大切なことです．

c　絶対的な正解があるわけではない

そして「絶対的な正解があるわけではない」ということも，常に頭の片隅に置いておいてほしいと思います．これは大きく二つの意味を含んでいます．

●あまり物事を固く考えすぎない

一つは，後輩の SOAP を添削するときに，あまり物事を固く考えすぎないでいただきたいということです．むずかしいのは，あるアセスメントに対して，その情報が本当に必要かどうかの判断です．もちろん絶対に必要というものもありますが，それはすぐにわかるようになるはずです．そうではなくて，状況によってどう判断すればよいか迷ってしまうケースがあるのです．ものによっては，プロブレムの広さやプロブレムの中心が微妙に違うだけで，あったほうがよいこともあれば，なくても構わないこともあるのです．このあたりの判断は，あまり固く考えずに，あくまで全体的なバランスで行ってください．感覚的に「このくらいでよいのではないか」という程度に軽く捉えるくらいでちょうどよいこともあります．これが，私が常日頃「バランス感覚」とよんでいる所以でもあります．そして何より，**一度一定の考えの元に添削したとしても，その後にもっとよい考えを思いついたら，素直に訂正する**勇気をもってください．絶対的な正解があるわけではないということです．

●別の視点の可能性を常に考慮する

もう一つは，あなたの後輩が書いてきた SOAP にも，あなたの気付かない考え方が含まれているかもしれないと思って見てほしいということです．総合的にはあなたのほうがSOAPのバランス感覚はすぐれていたとしても，その SOAPのアイディアに関しては，あなたが思いつかないような別の視点をもっているのかもしれないのです．そのような心構えで後輩の指導にあたってほしいと思います．

d　固定観念に縛られず頭を柔らかくする

結局，指導にあたっての留意点を一言でいうならば，「固定観念に縛られず，頭を柔らかくしましょう」ということになるのかもしれませんね．後輩のSOAPが間違っていると思っても，頭から否定するのではなく，「もしかすると，そういう考えもあるかもしれない」と思って，頭の中で何度もその検証をしてみてください．そして明らかにつじつまが合わない点が見つかったら，その理由をきちんと告げて実例を示しつつ，「このように直すとよい」と指導してください．どうして自分のSOAPではいけないのか納得できないと，その人は成長しません．相手が納得できる明快な理由であれば，自分自身も自信をもっていえるはずです．

私も迷うことがあるのは，「ある情報をSとOのどちらに置いたらよいか」とか，「Aに考えたことではなくて一定の事実が入っている場合」などです．Aに事実が記載されているケースは，よく考えるとその奥に真のアセスメントが隠れている場合も多いのですが，時にそのままのほうがバランスが取れることがあります．「これは事実だからOに置きなさい」と杓子定規に指導するのではなく，何度も読み直して本当にこれでバランスが取れているのかをよく吟味してください．

プロブレムの中心をずらしてみる

そのような場合の指導方法としては，プロブレムの中心を少しずらして整理すると，言葉で表現できるアセスメントを思いつくことがあります．後輩がもってきたSOAPにバツをつけるのではなく，「このように視点をずらすともっとスッキリまとめられるよ」と違うSOAPを提示するようにすると，納得してもらえることがあります．そのようなケースは，次の第Ⅲ章や第Ⅳ章の添削例の中にきっと見つかると思いますので，ぜひ参考にしてみてください．

e　「自分で考えてごらん」は逆効果のことも多い

以前，ある施設の指導者的立場の方が「自分で考えさせないと身につかないから」という理由で，提出されたSOAPにバツだけつけて返すという話を耳にしたことがありました．「これではダメだけど，どこがダメなのかは自分で考えなさい」というわけですね．

これは必ずしも正しい指導法ではないと私は考えています．人は，どうしてもわからないときには，いくら「考えてみなさい」と言われても，わからないものはわからないものです．特にSOAP遊びの場合，わからない人にとっては，今まで経験のない思考方法や，今までもったことのない視点を要求されますので，最初のうちは自分で考えても，どうすればよいのか，どうしてもわからないものなのです．そのような場合は，違う視点をもてるようになるまで，一つ一つ教えるしかありません．「自分で考えなさい」と突き放してしまうことは，むしろ学習意欲を削ぐことになりかねませんので，多くの場合逆効果です．

●丁寧に根気よく

あなたが指導的立場の方であるならば，指導するときにはできるだけ具体的な例を示しながら，「そのアセスメントは本当はこうではないですか？」とか，「その情報はSにまとめてこのようにしたほうがスッキリしますね」というように，丁寧に教えてあげてください．一度はちゃんとわかったとしても，自己流の癖がついている人は，またしばらくすると，今までのやり方で，つじつまの合わないSOAPを書いてしまうことがあります．そして書いた時点では自分でそれに気付けないことが多いのです．だからこそチェックが大切なのですが，その自己チェックの習慣をつけることも含めて，何度でも根気よく指導してあげてほしいと思います．

第Ⅱ章のまとめ

SOAP遊びのやり方と，身につけるためのコツを述べてきました．必要なことはすべて解説したつもりですが，この考え方にはじめて触れる方にとっては，まだ自信をもって「わかった！」と言える状態ではないかもしれません．このあと次章において，実際の添削指導の実例をお示ししますので，具体的なやり方はそちらで確認してください．そして，わからないところがあったならば，本章に戻って，何度でも読み直してみてください．

第Ⅲ章

SOAP 添削指導の実例

私自身が長年通信添削を行ってきて，受講生から返ってくる感想は，「自分自身でうまくいかなかったSOAPが，スッキリと生まれ変わって返ってくるのが驚きである．自分もこんなSOAPを書けるようになりたい」というものが多いですね．どの受講生も，うまくいくときは本当にきれいにまとまるのですが，うまくいかないときには，どうしてもうまくいかないようです．うまくいかないときは皆さん，「チェックしてみてバランスが取れていないことはわかるのだが，どのように直せばうまくいくのか，わからない」とおっしゃいます．SOAPのバランス感覚をしっかり身につけるには，このあたりが山場のようです．ここを乗り越えることができたならば，自信をもってSOAPを書くことができるし，後輩の指導にも自信をもってあたれると思います．ここががんばりどころです．

それではどうやって抜け出せばよいのかというと，やはり実例にたくさん触れるしかないと思います．行き詰まってしまったところでそのまま考え続けても，きっとよいアイディアはすぐには湧いてこないと思います．いろいろな添削例にたくさん触れることによって，きっとヒントが得られるはずです．

本章では，通信添削や研修会で受講者が書いてくださったSOAPを，実際に添削指導した例を集めました．できるだけ多くの皆様の参考になるような例を選んで，解説を加えてあります．参考にしていただければ幸いです．

また，本章では，指導的立場の方のために「添削のポイント」を記してあります．初学者の方にとっては，きっと行き詰まってしまったときのヒントになることと思います．

第Ⅲ章　SOAP 添削指導の実例

それでは実際に受講生が書いてくださったSOAPを，私がどのように添削指導したのか，その実例をいくつかお目にかけたいと思います．いろいろなパターンがありますので，これから学ぶ方も，すでに学んできた方も，そして指導的立場にある方にも，きっと何かしらのヒントが見つかるはずです．

ここでは，一つ一つの添削例に，添削のポイントを簡単に記しました．あなたが指導的立場にある方の場合，添削するときのヒントとしてください．あなたが初学者である場合は，自分自身で読み直してみたときに，どのような点に着目して直せばよいのか，ここから学び取ってください．うまく活用していただければ，身近に指導者がいない方でも，本書だけで十分実力をつけることが可能なはずです．

1　添削指導 1

例 32

S)　デパートのポイントが貯まっている．どんな商品と交換できるのかな．
O)　今1000ポイント貯まっている．ポイントの有効期限は来月まで．1000ポイントあれば温泉旅行へ行けるらしい．普段は家にいるほうが好きだけど，最近は仕事と家の往復だけで息がつまりそう．
A)　旅行に行って，気分転換したい．
P)　ポイント1000点で温泉旅行へ行こう．

(タイトル) ▶▶▶ デパートの1000ポイントを使って温泉旅行に行こう．

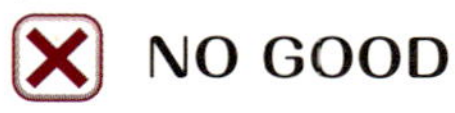

SOAPを考えるときに，まず意識していただきたいのは，「そのプロブレムの中心はどこにあるか」ということです．SOAPにおいて，そのプロブレムがどんなものであるかは，A（アセスメント）に表れますので，Aを見てみましょう．

A)　旅行に行って，気分転換したい．

となっていますね．どうやら，緊張が続いたり，ストレスを感じるようなことが続いて，気分転換をしたいというプロブレムのようです．ところがタイトルには，

タイトル）　デパートの 1000 ポイントを使って温泉旅行に行こう．

とあります．なにやら，デパートのポイントが貯まっているらしいということはわかりますが，「（旅行に行って）気分転換したい」という肝心のプロブレムが記載されていません．**タイトルとアセスメントが合っていない**ようです．

それを押さえたうえで，プロブレムの背景やアセスメントの根拠を表す情報を，S と O から見てみましょうか．

S）　デパートのポイントが貯まっている．どんな商品と交換できるのかな．

O）　今 1000 ポイント貯まっている．ポイントの有効期限は来月まで．1000 ポイントあれば温泉旅行へ行けるらしい．普段は家にいるほうが好きだけど，最近は仕事と家の往復だけで息がつまりそう．

このSとOからわかることは，
①「デパートのポイントが貯まっている」こと
②「たまっている 1000 ポイントで温泉旅行へ行ける」こと
③「最近は仕事と家の往復だけで息がつまりそう」であること
④ それに付随して「普段は（出かけるより）家にいるほうが好きである」こと
以上の 4 つですね．

確かに，A にある「旅行に行って，気分転換したい」の根拠として「最近は仕事と家の往復だけで息がつまりそう」という情報が O に含まれていますが，**S と O からは，「ポイントが貯まったので何かと交換したい」というプロブレムのように感じられます**．どうやら二つのプロブレムが混在しているようです．

それでは，ここで取り上げたいプロブレムは，「デパートのポイントが貯まっている」から「温泉旅行へ行ける（気分転換にもなってちょうどよい）」なのか，あるいは「最近は仕事と家の往復だけで息がつまりそう」だから「気分転換に旅行へ行ってこよう」なのか，どちらなのか，まずそれをハッキリさせましょう．きっと事実としては，両方なのかもしれませんが，「Problem Oriented」にモノを考える練習ですので，ここではできるだけシンプルに，どちらかに絞り込みましょう．**「今自分はどこに着目して，（その事柄を）どのように捉えているのか」を明確にすることが大切**です．

さて，どちらを中心にしても SOAP は書けるのですが，ここでは後者の「最近は仕事と家の往復だけで息がつまりそう」を中心にして，書き直してみます．

添削すると……

例 33

S)　最近は仕事と家の往復だけで息がつまりそう.

O)　デパートのポイントが貯まっていて，ポイントで温泉旅行へ行けるらしい.

A)　よい気分転換になりそうだ.

P)　ポイントを使って温泉旅行へ行こう.

タイトル ▶▶▶ 最近は仕事と家の往復だけで息がつまりそうなので，気分転換のためにデパートのポイントを使って温泉旅行へ行こう.

 GOOD

いかがですか？　このほうがスッキリしたと思いませんか？

SOAP 遊びをするときには，まず思いついたとおりに書いてみてから，必ず読み直すくせをつけてください．それも「まるで他人が書いた SOAP を読むようなつもり」で読んでみてほしいのです．そして純粋に書いてあることを読みながら，「このプロブレムの中心はどこにあるだろう」と，チェックしてみてください.

添削のポイント

- ○ まずはプロブレムの中心をしっかりと見極めましょう.
- ○ 一度 SOAP を書いてみてから，「まるで他人が書いた SOAP を読むようなつもりで」読み直してみましょう.
- ○ 複数のテーマが混在している場合は，できるだけシンプルに絞り込みましょう.

2　添削指導 2

例 34

S)　美容室に行こうと思ったら迷った．どうしよう.

O)　美容室ははじめて行くところ．最寄の駅に着いて地図を見て歩いてみたが，それらしい建物も看板も見つからない．店に入って道順を聞いてみたが，そのとおりに歩いても見つからない．そろそろ予約の時間になる．今回やっとの思いで予約が取れたので，今日美容室に行っておかないと，次に予約が取れる日がいつになるかわからない．予約の時間に遅れると，キャンセル扱いになってしまう.

A)　このままだと美容室の予約時間に間に合わない.

P)　美容室に遅れるかもしれないことを電話で伝えて，タクシーで行こう.

タイトル ▶▶▶ 道に迷って美容室の予約時間に遅れそう.

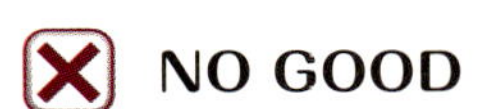

ずいぶんとOにたくさんの情報が盛り込まれていますね．これはすべて必要な情報なのでしょうか．それを見極めるためにも，プロブレムの中心を探してみましょう．

Aを見てみると，

A）　このままだと美容室の予約時間に間に合わない．

となっていますので，アセスメントを読むかぎり，美容室に間に合うかどうかがプロブレムの中心のようですね．Pはどうでしょう．

P）　美容室に遅れるかもしれないことを電話で伝えて，タクシーで行こう．

となっていますから，プロブレムはやはりそのあたりにあるようです．

しかしSとOを読んでみるとその背後に，もう少し複雑な事情があるようです．ちょっと見てみましょう．

S）　美容室に行こうと思ったら迷った．どうしよう．

O）　美容室ははじめて行くところ．最寄の駅に着いて地図を見て歩いてみたが，それらしい建物も看板も見つからない．店に入って道順を聞いてみたが，そのとおりに歩いても見つからない．そろそろ予約の時間になる．今回やっとの思いで予約が取れたので，今日美容室に行っておかないと，次に予約が取れる日がいつになるかわからない．予約の時間に遅れると，キャンセル扱いになってしまう．

おや．単に「時間に遅れそう」というプロブレムではなさそうですね．このOを読む限り，「美容室が見つからない」ということがプロブレムのようです．どちらなのでしょう．

このSOAPは，**「プロブレムの明確化」ができていないままに，盛りだくさんに情報を書き込んでしまった**のだと思います．少し解きほぐしながら，本当はどのあたりがプロブレムの中心だったのか，探してみましょう．

まず，なぜこの美容室へ行くことにしたのでしょう？
Oにある「今回やっとの思いで予約がとれた」という言葉からして，**どうしても行きたくて，やっと予約が取れた**ということでしょうね．だからこそ**「道に迷ってしまってキャンセル」は困る**のだと思います．だとすると，プロブレムの中心はこのあたりなのではないでしょうか．これをAにもってきて，全体を整えましょう．

そこで次のように直してみました.

例 35　添削すると……

S)　はじめて行く美容室に行く途中ずいぶんと迷ってしまった. そろそろ予約の時間になる. 予約の時間に遅れるとキャンセル扱いになってしまう.

O)　地図を見て来たが, それらしい建物も看板も見つからない. 人に道順を聞いてみても見つからない. このままだと美容室の予約時間に間に合わない.

A)　どうしてもこの美容室へ行きたくてやっと取れた予約なのに, キャンセルになっては困る.

P)　とにかく美容室に電話しよう.

タイトル ▶▶▶ 道に迷って美容室の予約時間に遅れそうだが, どうしてもこの美容室へ行きたくてやっと取れた予約なのに, キャンセルになっては困る.

◎ GOOD

ここでは, P は「電話しよう」だけにとどめています. もちろん, 最初の SOAP のように,「タクシーで行こう」を入れてもよいのですが, プロブレムを A のように「・・・キャンセルになっては困る」に絞ったので, P は「電話しよう」だけにしました.

添削のポイント

- ○ SOAP を読み直してみて, 複数のプロブレムが混在していたら, まず, どれをプロブレムの中心にするのか決めましょう.
- ○ プロブレムの中心が決まったら, それにあわせて, 必要な情報を選びます.
- ○ プロブレムの中心にあわせて, プランも適切なものを選びましょう.

3　添削指導 3

例 36

S)　次の訪問先は隣町だ.

O)　朝から外回りでヘトヘト. 隣町まで電車で 20 分くらい. 約束の時間まで 1 時間ある. まだごはんを食べていない.

A)　何か食べないと力が出ない.

P)　食事ができる店を探そう.

タイトル ▶▶▶ 食事ができる店を探そう

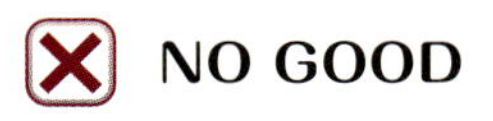

この SOAP は, 一見このままでもよさそうに見えますが, 私には, プロブレムの中心があいまいに感じられます. もう少しアセスメントを明確にすると, プロブレムの中心

もわかりやすくなり，S や O もバランスよく収まると思います．プロブレムの中心をもう少し厳密に吟味してみましょう．

A の「何か食べないと力が出ない」は，O にある「ヘトヘト」「ごはんがまだ」という情報を受けてのアセスメントですね．これは OK だと思いますが，O には他にも「隣町まで電車で 20 分くらい．約束の時間まで 1 時間ある」という情報が含まれています．これは「食事をする時間がある」ということを表すための情報だと思われます．とすると，この**「食事をする時間がある」というアセスメントが欲しくなります**．私は，プロブレムの中心は，こちらではないかと思うのです．なぜなら，次の訪問までに時間がなければ，食事するわけにはいきませんので，どんなに「ヘトヘト」であっても，そのまま向かったと思います．

そこで「時間がある」を中心にして，次のように直してみました．

例 37　添削すると……

S）　今日は朝から外回りでヘトヘト．まだごはんを食べていない．
O）　次の訪問先は隣町だ．隣町まで電車で 20 分くらい．約束の時間まで 1 時間ある．
A）　少し時間があるので，食事がてら休憩しよう．
P）　食事ができる店を探そう．

タイトル ▶▶▶ 今日は朝から外回りでヘトヘトだが，次の約束の時間までに少し時間があるので，食事がてら休憩しよう．

GOOD

プロブレムの中心が決まれば，S と O の配置も決まります．このように，「朝から外回りでヘトヘト」であることと，「まだごはんを食べていない」ことを S で前提として述べたうえで，O で時間があることを示してから A で「少し時間があるので，休憩しよう」としたほうが，プロブレムがスッキリわかりやすくなると思います．

SOAP を添削する場合，プロブレムの中心がどこにあるのかは，POS 的思考方法に慣れていないと，なかなかわかりにくいものです．しかしこの例のように，「何か食べないと力が出ない」や，「時間があるから休もう」などの，具体的なポイントを見つけ出し，どれを中心にもってきたほうが全体のバランスがうまく取れるのか，考えてみるとわかりやすいと思います．

特に普段は理由など考えることなく「こういうときはこうするものだ」と思っていることは，**SOAP 遊びで何度も「その場合の本当の理由（これがアセスメント）は何だろう」「どこがこのプロブレムの中心なのだろう」と考える習慣をつけると，POS 的思考がスムーズにできるようになります**．

添削のポイント

- ○ プロブレムの中心（これが A となる）が決まると，S と O の配置も決まります．
- ○ 常にプロブレムの中心を意識する習慣をつけましょう．

4　添削指導 4

次の添削例では，無駄な情報を削り，シンプルに SOAP のバランスを取った例と，そのバランスを活かしながら，情報をいろいろ盛り込んだ例を学びます．

例 38

S）　自転車で買い物に行こうとしたら，またタイヤがへこんでいる．
O）　何度空気を入れてもすぐにぺしゃんこになる，見てもわからないけどパンクしているのだろう．
A）　車で出かけるほど遠くはない．
P）　歩いていこう．

タイトル ▶▶▶ 自転車のタイヤがパンクしているので，歩いて買い物に行こう．

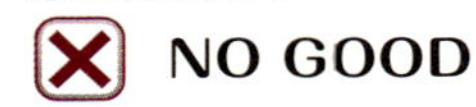

この SOAP は，「何度空気を入れてもすぐにぺしゃんこになってしまうので，パンクしているのだろう」というところがプロブレムなのか，もっと単純に「買い物に行きたいが，自転車に乗れないので，仕方がないから歩いていこう」がプロブレムなのか，どちらかハッキリしません．もちろん，実際にはきっと両方なのでしょうが，**SOAP 遊びのときには，どちらなのかハッキリさせて，プロブレムを絞り込みましょう．**

このように，自分が今取り上げようとしているプロブレムの中心を明確にして，情報の取捨選択とアセスメントの設定をクリアにすることが，Problem Oriented なものの考え方を身につけるためには，とても大切です．

何度も申し上げるように，SOAP 遊びは思考方法を身につけるための練習でもあるわけですから，一度思いついた状況設定から，さらによく考えて，プロブレムの中心はどこなのかを明確に意識し，できるだけシンプルに考えるようにしましょう．

この例の場合，まず，一番シンプルに「パンクしていたから歩いていこう」に着目してみます．すると，

「パンクしていたから歩いていこう」に着目した例

例 39　添削すると……

S）　自転車で買い物に行こうとしたら，タイヤがパンクしていた．
O）　これから行くスーパーは，車で行くほどの距離ではないし，歩いて行っても たいして遠くはない．
A）　たまには気分を変えて歩いてみるか．
P）　今日は歩いて買い物に行こう．

タイトル ▶▶▶ 自転車のタイヤがパンクしていたが，これから行くスーパーは歩いて行ってもたいして遠くはないので，たまには気分を変えて歩いてみるか．

 GOOD

「パンクしていたから歩いて行こう」に着目した場合，「何度入れてもすぐにぺしゃんこになる」という情報は必要ないので省きます．訓練としての SOAP 遊びの場合，このように「必要のない情報は省く」ということが大事です．どの情報が必要なのかを見極めることで，プロブレムの中心がどこにあるのかを明確にすることができます．

しかし実務における記録の場合，そうシンプルにはいかないことが多いですよね．実際にはプロブレムの中心には直接関係なくても，記録としては情報として入れておきたいことも多々あると思います．そのような場合には，一度必要のない情報を省いたシンプルな SOAP を作り，SOAP のバランスを完成させます．そしてそのあと，欲しい情報を盛り込んだ SOAP を，あらためて作り直してください．その時，加える情報は次のように S に入れるとうまくいくと思います．

S に情報を盛り込んだ例

例 40　添削すると……

S）　自転車で買い物に行こうとしたら，またタイヤがへこんでいる．何度空気を入れてもすぐにぺしゃんこになるので，見てもわからないけどパンクしているのだろう．
O）　これから行くスーパーは，車で行くほどの距離ではないし，歩いて行っても たいして遠くはない．
A）　たまには気分を変えて歩いてみるか．
P）　今日は歩いて買い物にいこう．

タイトル ▶▶▶ 自転車のタイヤがパンクしていたが，これから行くスーパーは歩いて行ってもたいして遠くはないので，たまには気分を変えて歩いてみるか．

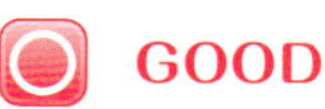

Sに情報が増えたため，SOAP としては少し読みにくくなりますが，一度シンプルに余計な情報を削ってみて，プロブレムの中心をチェックしてから再度情報を加えてありますので，SOAP 全体のバランスは大丈夫のはずです．

次に「パンクしているのだろう」に着目した SOAP を作ってみます．

●「パンクしているのだろう」に着目した例

例 41　添削すると……

S）何度空気を入れても自転車のタイヤがすぐにぺしゃんこになってしまう．
O）バルブからは空気は漏れていないようだ．
A）見た目ではわからないが，どこかパンクしているのだろう．
P）自転車屋さんに修理に出そう．

タイトル ▶▶▶ さっき空気を入れたばかりの自転車のタイヤがもうへこんでいるのは，どこかパンクしているのだろう．

GOOD

今度は，「買い物に行く」に関連する情報が，一切なくなりました．「何度空気を入れてもすぐにぺしゃんこになってしまうので，パンクしているのだろう」というプロブレムにとって，買い物に行くところかどうかというのは，関係のない情報だからです．

この例でも，プロブレムの中心を明確にしてシンプルな SOAP を作ってみたうえで，あえて省いた情報を加えた例を作り直してみましょう．

●あえて省いた情報を加えた例

例 42　添削すると……

S）自転車で買い物に行こうとしたら，タイヤがへこんでいた．何度空気を入れても自転車のタイヤがすぐにぺしゃんこになってしまう．
O）バルブからは空気は漏れていないようだ．
A）見た目ではわからないが，どこかパンクしているのだろう．
P）行きがけに自転車屋さんに修理に出して，買い物には歩いて行こう．

タイトル ▶▶▶ さっき空気を入れたばかりの自転車のタイヤがもうへこんでいるのは，どこかパンクしているのだろう．

GOOD

なるほど．自転車屋さんに預けて買い物に行けば，帰るころにはできあがっているかもしれませんよね．

この例の場合は，あとから加えた情報にあわせて，P を少し変えてあります，しかしA は変わっていませんので，プロブレムは不変です．

添削のポイント

- ○ まずは，しっかりとクラスタリングして，関係のない情報は大胆に削り，できるだけシンプルな SOAP を考えましょう．
- ○ ただし実務の中では，記録として残しておきたい情報もあります．そのような場合の練習として，一度，無駄な情報をそぎ落として骨格をしっかりと見極めてから，入れておきたい情報を後から加え直すとうまくいきます．
- ○ その場合，後から加える情報は，S に置くとよいでしょう．
- ○ 必要なら，後から加えた情報に見合った P に直しましょう．

5 添削指導 5

例 43

S） 今日は金曜日だが，今週は急に患者さんが増えて薬歴が残ってしまいそう．
O） 明日も忙しく残ったものを書く時間が取れそうもない．
　　週末は予定が入っている．
A） このまま来週まで持ち越したくない．
　　日曜日の予定は変更できるかもしれない．
P） 日曜日の予定を午前中で終わらせて，午後から薬局へ来て書いてしまおう．

(タイトル) ▶▶▶ **薬歴が残っているので，日曜日の予定を変更して書いてしまおう．**

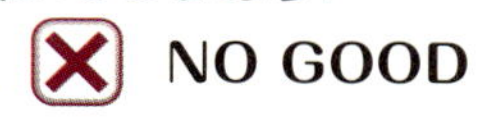

全体的に，整理が必要のように感じます．プロブレムの中心をどこに置くのか，まずそこをハッキリさせて，それにあわせて必要な情報を取捨選択し，それをどこに置くとよいのか考えてみたほうが良さそうです．

まず，プロブレムの中心は何でしょうか．考えてみましょう．

「来週には持ち越したくない」（から週末に何とかしなければ）なのか，来週に持ち越したくないということは前提として「日曜日の予定なら変更できるかもしれない」（だから日曜に書こう）なのか，どちらなのでしょう．元の SOAP ではそれが両方混ざってしまっています．

両者の修正バージョンができますが，まず前者に焦点をあててみました．

●「来週には持ち越したくない」を中心にした例

例 44　添削すると……

S）今日は金曜日だが，今週は急に患者さんが増えて薬歴が残ってしまった．

O）明日の土曜日も忙しく残ったものを書く時間が取れそうもないし，日曜日は出かける予定がある．

A）絶対に来週まで持ち越したくない．

P）日曜の予定をなんとか都合をつけて日曜日に書いてしまおう．

タイトル ▶▶▶ 今日金曜日の薬歴が残ってしまったが，明日の土曜日も忙しいけど絶対に来週まで持ち越したくないので，日曜の予定をなんとか都合をつけて日曜日に書いてしまおう．

GOOD

次に，後者に焦点を当ててみます．

●「日曜日の予定なら変更できるかもしれない」を中心にした例

例 45　添削すると……

S）今日は金曜日だが，今週は急に患者さんが増えて薬歴が残ってしまった．でも絶対来週には持ち越したくない．しかし明日の土曜日も忙しく，残ったものを書く時間が取れそうもない．

O）日曜日は家族と出かける予定がある．でも家族でそろっていなければまずいのは，午前中だけで，そのあとは自分がいなくても何とかなりそう．

A）少し予定を変えれば，自分だけ日曜日の午後出勤できるかもしれない

P）今日帰ったら，家族に予定の変更を頼んでみよう．

タイトル ▶▶▶ 今日残ってしまった金曜日の薬歴は絶対来週には持ち越したくないが，日曜なら少し予定を変えれば，自分だけ午後出勤できるかもしれない．

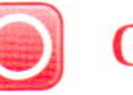
GOOD

例 44 と例 45 は，全体的には同じような内容ですので，たいした違いはないように感じるかもしれませんが，プロブレムの中心は微妙に異なっています．こうやっていろいろ作り変えてみると，プロブレムの中心がどこにあるのか，そしてそれによって，SOAP の要素とそのバランスがどのように変わるのか，よくわかるようになります．ぜひ皆さんもいろいろ作り変えてみてください．

添削のポイント

- ○ 複数のプロブレムが混在している場合，それぞれのプロブレムを中心にしたSOAPを，その数だけ作ってみると勉強になります
- ○ この際，最初の状況設定にはこだわらず，Aを中心にして，必要な情報を新たに加えましょう．

6　添削指導 6

例 46

S)　今日の昼食は何にしよう．弁当をもってきていないし，コンビニに買いに行く時間もない．
O)　今日の食堂のメニューはA定食はオムライス500円，B定食は豚しゃぶ定食600円．食券は残り600円分ある．食堂メニューで一番安いのは500円．仕事中は暑くて汗をかく．昼食のあとに飲み物を買って帰りたい．財布をロッカーから取りに行く時間がない．
A)　A定食にすれば食券で飲み物が買える．
P)　昼食はA定食にしよう．

(タイトル) ▶▶▶ 飲み物が食券で買えるから，昼食はA定食にしよう．

✕ NO GOOD

情報をたっぷり盛り込んでくださいました．食堂でお昼を選ぶという状況設定ですね．A→Pの流れは，「A定食にすれば食券で飲み物が買える」→「昼食はA定食にしよう」で，つじつまは合っていますね．プロブレムの中心はAの「A定食にすれば食券で飲み物が買える」で大丈夫そうです．だとすると，情報満載のSとOの中から，本当に必要な情報を取捨選択すればよいということになります．

プロブレムの中心は，食堂という前提の中で何を選ぶかというものですから，Sの情報はすべてカットしたうえで，あらかじめ「今日のお昼は食堂で食べよう」としてしまえば，お弁当とか，コンビニとか，他の可能性は一切考慮する必要がなくなります．**プロブレムを広げすぎないようにするためには，このようにSで範囲を絞るのが一番簡単**です．

次にOですが，「仕事中は暑くて汗をかく」は，飲み物を買いたいということの根拠を示すための情報，「財布をロッカーから取りに行く時間がない」というのは，食券で飲み物を買うという根拠を示すための情報だと思われますが，これらは本当に必要でしょうか？ 600円ある手持ちの食券に対して，500円の定食なら飲み物が買えるという事実を示せば十分なのではないでしょうか．

以上を踏まえ，次のように書き直してみました．これでスッキリするはずです．

例 47 添削すると……

S) 今日の昼食は食堂で食べよう．食券は残り 600 円分ある．

O) 今日のメニューは A 定食はオムライス 500 円，B 定食は豚しゃぶ定食 600 円．食券で買える飲み物は 80 円からある．

A) A 定食にすれば食券で飲み物が買える．

P) 昼食は A 定食にしよう．

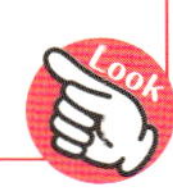

タイトル ▶▶▶ A 定食にすれば食券で飲み物が買える．

 GOOD

添削のポイント

- ○ A が成り立つための前提条件を S で設定しましょう．
- ○ プロブレムが広がりすぎないようにするためには，S で一定の範囲に絞る前提条件を与えることが，一番簡単です．
- ○ A を中心に考え，いらない情報はすべて削りましょう．

7 添削指導 7

次の例は，複数のプランが成り立ってしまう場合の添削指導例です．

例 48

S) 今日は 8/31．終わっていない夏休みの宿題を仕上げなければならない．

O) それにしても，今日の残暑は厳しい．我が家には扇風機しかないが生暖かい風がまわっているだけ，暑くて能率が悪い．

A) このままでは暑すぎて頭が回転せず，夏休みの宿題が終わらない．

P) 首にアイスノン® を巻いて少しでも涼しくして勉強しよう．

タイトル ▶▶▶ 今日は 8/31 だが，暑すぎて頭が回転せず，夏休みの宿題が終わらない．

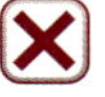 NO GOOD

このSOAP は一見するとバランスが取れているように見受けられます．しかし，**P に唐突にアイスノン® が出てくるのが，少し不自然**な感じがします．実はこの P の「首にアイスノン®」を「氷を頭に載せて」に変えても，「凍らせた濡れタオル」にしても，この SOAP は成り立ってしまいます．

SOAP のバランスを考えるとき，プロブレムの中心を明確にするだけでなく，**そのプラン以外には成り立たないように，SOAP を構成しなければなりません**．何でも成り立ってしまうのならば，その SOAP はまだ完成していないということです．

それではどうすればよいのでしょうか？　**基本的には O（状況によっては S になることもある）に，そのプランが導かれるような情報を加える**ことです．逆にいえば，情報として提示していないことや，提示された情報から明らかに考えられること以外のプランを採用してはいけないということです．**通常，他のプランが成り立たないようにするためには，O にプランの選択肢を提示してしまうのが，一番簡単です**．

これは業務中には特に注意しましょう．業務では，長年の経験や慣例などで「普通こうする」とプランが決まっていることがあります．その場合，無意識にそのプランが選ばれるために必然的な根拠や情報を，書き漏らしてしまうことがあるからです．SOAP には，その P でなければならない情報を必ず書き込むようにしましょう．もし手持ちの情報で不足があるならば，患者さんから追加で情報収集する必要があります．

さて，この SOAP の場合，涼をとるのがアイスノン® でなければならない理由を見つけるのは，むずかしいですね．そんなときは，O に「少しでも涼をとりたいときには，いつも首にアイスノン® をまいてしのいでいる」という一文を加えて，それを P で「今日も・・」と受けるようにすると，このプランを選んだことが不自然ではなくなります．

そこで，次のようにしてみました．

例 49　添削すると……

S）今日は 8/31．終わっていない夏休みの宿題を仕上げなければならない．
O）それにしても，今日の残暑は厳しい．我が家には扇風機しかないが生暖かい風がまわっているだけ．少しでも涼を取りたいときには，いつも首にアイスノン® を巻いてしのいでいる．
A）このままでは暑すぎて頭が回転せず，宿題どころではない．
P）今日も首にアイスノン® を巻いて少しでも涼しくして宿題をやろう．

タイトル ▶▶▶ 今日は 8/31 で夏休みの宿題を仕上げなければいけないが，残暑が厳しく，このままでは暑すぎて頭が回転せず宿題どころではない．

GOOD

このプロブレムは，8/31 という情報がなくても成り立つので，「今日は 8/31」という一言は削除しても構わないのですが，これは状況設定の前提条件ですから，あっても構いません．今回はそのまま置いておきましょう．

暑いさなかに，アイスノン® だけで宿題をするのは，なかなかツライものがありますね．私が受験生のころは，家にクーラーがなかったので，夏はもっぱら図書館で勉強していました．そういうプランにしたい場合でも，O に「…暑いときはいつも冷房の効いた図書館で勉強している」としておけば，OK です．

添削のポイント

- ○ その P 以外の P が成り立ってしまう SOAP は未完成です．それ以外の P が成り立たないように，S や O を揃えましょう．
- ○ S や O に一切触れていないことや，その S や O から必然的に導くことができない事柄を，P にもってくることはできません．
- ○ その場合，O に P の選択肢を提示するか，その P が必然的に導かれるような情報を O に置くとうまくいきます．

8　添削指導 8

例 50

S)　Y 子から電話の着信があったけど，何かあったのかな．
O)　昔からの友達で大事なことがなければめったに連絡してこない．今まで用事があるならメールで連絡してきた．電話で話をするのが昔から好きじゃない Y 子が電話してくるなんて今までなかった．Y 子が最近何かあったのかは特に他の友達からは聞いていない．
A)　きっと緊急で大事な話があるから電話してきたんだろう．
P)　すぐに Y 子に電話してみよう．

タイトル ▶▶▶ 電話で話すのが好きじゃない Y 子から電話があった．

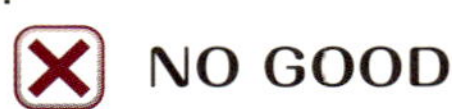

まず，いつものようにプロブレムの中心を考えてみましょう．「大事なことがなければめったに連絡してこない」かつ「電話で話すのが好きでない」Y 子さんから電話があったので，「きっと緊急で大事な話があるのだろう」というところがプロブレムの中心のようですね．だとすると，「今まで用事があるならメールで連絡してきた」と「Y 子が最近何かあったのかは特に他の友達からは聞いていない」はなくても SOAP は成り立ちそうです．

実際の業務においては，情報として記録しておきたいことは書き込むことになるのですが，ここは練習のための SOAP 遊びですから，プロブレムに最低限必要な情報以外は，できるだけそぎ落としてシンプルにしていきましょう．

そしてタイトルですが，タイトルはプロブレムを端的に言い表したものになるはずです．状況としては「・・・電話があった」というタイトルをつけたくなる気持ちはよくわかるのですが，これではどんなプロブレムなのかわかりません．その電話をどのように捉えたのか，つまり「きっと緊急で大事な話があるのだろう」がプロブレムの中心であるならば，それがアセスメントになるはずですし，アセスメントの内容は必ずタイトルに書き込むようにしましょう.

そこで，次のように直してみました.

例 51　添削すると……

S)　昔からの友達の Y 子から電話の着信があった.
O)　Y 子は大事なことがなければめったに連絡してこないし，そもそも電話で話すのが昔から好きじゃない．彼女が電話してくるなんて今までなかった.
A)　きっと緊急で大事な話があるから電話してきたんだろう.
P)　すぐに Y 子に電話してみよう.

タイトル ▶▶▶ 電話で話すのが好きじゃない Y 子から電話があったが，きっと緊急で大事な話があるのだろう.

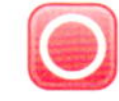 GOOD

添削のポイント

- ○ タイトルはプロブレムを端的に言い表したものになります.
- ○ プロブレムの中心は，A とタイトルに表れます.
- ○ A の内容は必ずタイトルに書き込みましょう.

9　添削指導 9

例 52

S)　本棚があふれてきた．まだ読んでいない本がたくさんある.
O)　書店で見て，「ひとまず買っておこう」という本が多すぎる.
A)　書店に行くと，ほしかった本以外もついつい，買ってしまう.
P)　本の購入は，ネット書店からにしよう.

タイトル ▶▶▶ 書店に行くと予定外の本を買ってしまうので，ネットショッピングでほしい本だけ買うことにしよう.

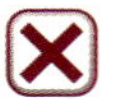 NO GOOD

私も本は好きなので，この気持ちわかりますねぇ．とりあえず買っておこうと思ってしまうんですよね.

さて，アセスメントからプランへの流れを見てみますと，

A)　書店に行くと，ほしかった本以外もついつい，買ってしまう．

P)　本の購入は，ネット書店からにしよう．

これは，少し飛躍していますね．この間に「(ついつい買ってしまうから) 買わないようにしよう」という判断が入っているはずです．だとすると本当のアセスメントはそちらではないでしょうか．さらにいうならば，プランでは「本の購入はネット書店からにしよう」としていますので，単に「買わないようにしよう」ではなくて「買わないようにするための対策」がプロブレムの中心ですね．

アセスメントを書き足す必要がありますので，当初の A は O に移動して，O は S に移動すると，以下のようになります．

例 53　添削すると……

S)　本棚があふれてきた．まだ読んでいない本がたくさんある．書店で見て，「ひとまず買っておこう」という本が多すぎる．

O)　書店に行くとほしかった本以外もついつい買ってしまう．本ならネット書店でも買うことができる．

A)　予定外の本を買わないためには書店に行かないに限る．

P)　必要な本の購入はネット書店で買おう．

タイトル ▶▶▶ 書店に行くと予定外の本を買ってしまうので，予定外の本を買わないためには書店に行かないに限る．

 GOOD

ネット書店というプランの根拠を与えるために，O でネット書店でも本が買えることを述べてみました．

予定外の本との出合いが，本屋さんの楽しみでもありますので，全く行かなくなってしまうのはちょっとさみしいですが，私も必要な本のほとんどはネットで購入しています．自分のデスクから必要な本が取り寄せられるのは，やはり便利ですよね．

添削のポイント

- ○ A→P の流れが自然かどうかチェックしましょう．
- ○ A の奥に真のアセスメントが見つかる場合，A を O に移動し，A を新たに書き加えます．O の情報は，バランスを見ながら，必要なら S に移動しましょう．

10　添削指導 10

本書の解説の中でも，何度も「A に一定の事実がくることもある」と述べていますので，実際にその例を見ていただきましょう．

●アセスメントに事実がくる例

例 54

S）休日に群馬県から私の住む長野へ友達が遊びにくる．
O）滞在時間は 4 時間程だが，善光寺はぜひ案内したい．
A）長野駅から善光寺までの 2〜3 km の間で七福神巡りができる．
P）七福神巡りをしながら善光寺まで観光しよう．

タイトル ▶▶▶ 長野に友達が遊びにくるので七福神巡りをしながら善光寺まで観光しよう．

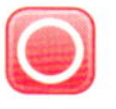 GOOD

この SOAP は，アセスメントに「長野駅から善光寺までの 2〜3 km の間で七福神巡りができる」という事実を述べています．そしてそれを踏まえて，プランでは，「七福神巡りをしながら善光寺まで観光しよう」とほぼタイトルと同じ内容が書かれています．私はこれでもバランスは取れていると思います．「長野駅から善光寺までの 2〜3 km の間で七福神巡りができる」という事実に思い至り，心の中で「よし，これだ！」と思ってプランを決定したわけですね．

SOAP を添削していて，一番多いパターンは，例 52→例 53 のような，アセスメントが明確化されておらず，その奥に真のアセスメントが見つかるパターンです．多くの場合，新たなアセスメントを書き込んで，A→O，O→S と情報を移動させます．ところが，考えていることとピッタリ合致する事実が見つかった（思いついた）ケースの場合，その事実をそのままアセスメントにもってきて，そこから必然的に得られるプランを導いても，全体のバランスはけっこう収まりよく取れてしまいます．そういう場合はそのままでよいのではないかと思います．ただし，あくまでも A→P の流れに論理の飛躍がなく，その P がぴったりと収まる場合に限ります．ですからそう頻繁に出会うわけではありません．

ためしに，この SOAP のアセスメントを書き直してみます．

●アセスメントを明確化した例

S）休日に群馬県から長野へ友達が遊びにくる．日帰りなので，滞在時間は 4 時間程だそうだ．
O）長野駅から善光寺までの 2〜3 km の間で七福神巡りができる．
A）時間的にも距離的にもちょうどピッタリのコースだ！
P）七福神巡りをしながら善光寺まで観光しよう．

タイトル ▶▶▶ 長野に友達が遊びにくるが，長野駅から善光寺までの2〜3 kmの間でできる七福神巡りが案内するのにちょうどピッタリのコースだ！

GOOD

ご覧いただけばわかるように，このSOAPでもバランスは取れていると思います．前のSOAP（例 54）の真のアセスメントを，「時間的にも距離的にもちょうどピッタリのコースだ！」と明確化して文章にしました．そしてA→O，O→Sの情報の移動は定石通りです．どちらが正解に近いかといえば，後者（例 55）のほうだと思いますが，それでは前者（例 54）が間違いかといわれると，間違いとはいえないと思うのです．むしろ，全体のシンプルさという意味では，前者（例 54）のほうがシンプルに見えます．

このようなケースの場合は，どちらも OK でしょう．前者を「間違い」とする必要はないということです．ただし，**この SOAP のように，真のアセスメントを明確化できる場合には，必ずアセスメントを直したSOAPも作ってみてください．特に初学者がプロブレムの中心を意識する練習としては，必ずアセスメントを明確化した SOAP まで導くようにしてください**．学習の進んだ方が，実務への応用に近づけるという意味では，このようなパターンでも OK と理解してください．

このタイプのアセスメントを選んだ場合，タイトルはアセスメント中心ではなく，多くの場合プラン中心になります．タイトルがプランと全く同じになるケースも多いと思います．その場合，「アセスメントを必ずタイトルに書き込む」という原則が通用しなくなります．それだけ注意してください．アセスメント＋プランのパターンでも OK なのですが，プラン中心のタイトルにしても，十分意味は通じるケースがほとんどだと思います．きっと多くの場合，そのほうが短くてわかりやすいタイトルになるはずです．

これは少しむずかしい例なので，もう一つ示しておきましょう．

●もう一つ，アセスメントに事実がくる例

例 56

S）　大通りのクリスマスイルミネーションがはじまった．
O）　毎年デザインが変わるので，何度行っても楽しい．
A）　来週土曜日の忘年会の会場が近い．
P）　忘年会の日に早めに出かけて，イルミネーションを見に行こう．

タイトル ▶▶▶ 忘年会の日に早めに出かけて，イルミネーションを見に行こう．

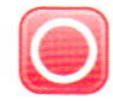 GOOD

この SOAP でも，アセスメントには「来週土曜日の忘年会の会場が近い」と事実が述べられています．前の例（例 54）と同じく，忘年会がイルミネーションの場所と近いので，「よし，その日に見に行けるぞ！」と思って，「忘年会の日に早めに出かけて，イルミネーションを見に行こう」というプランに導いたわけです．構造的にも同じような構造になっていますね．これもこのままで OK だと思います．

先ほどと同じく，アセスメントを明確化した例も作ってみましょう．

●アセスメントを明確化した例

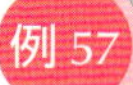
例 57

S）　大通りのクリスマスイルミネーションがはじまった．毎年デザインが変わるので，何度行っても楽しい
O）　来週土曜日の忘年会があるが，その会場がイルミネーションの会場に近い．
A）　少し早く行けばイルミネーションも楽しめる！
P）　忘年会は早めに出かけて，イルミネーションを見てこよう．

タイトル ▶▶▶ 来週の忘年会は少し早く行けばイルミネーションも楽しめる．

 GOOD

この場合も，厳密にどちらが正解かといわれれば，後者（例 57）でしょう．しかし，後者（例 57）の O→A→P で表現していることは，前者（例 56）の A→P とそれほど変わらないと思います．このように，二つ作ってみて，それほど変わらなければ，前者でも OK と判断できます．

実は実務の中では，この「A に一定の事実がくるパターン」にしたほうが，全体の記載量が少なく，シンプルにまとめられることがあるのです．原理原則にこだわって，記録がかえって長くなってしまうのは本末転倒ですので，だいぶ慣れてきた上級者には，実務への応用として，このようなパターンも覚えてほしいと思います．初学者はあくまで後者で，基本を覚えてください．

添削のポイント

- ○ A に一定の事実がくるパターンもあります．
- ○ ただし特別な例だと考え，初学者は基本的にさけてください．基本に忠実に，真のアセスメントを明確化して A にもってくる練習をしましょう．
- ○ A に事実をもってくる場合，タイトルは P 中心になることが多いです．

第Ⅲ章のまとめ

様々な添削指導例を見ていただきましたが，いかがでしたでしょうか？　自分がうまくいかなかったものと，似たような例はありましたか？　似た例がなくても「なるほど，こういうふうに直せばいいのか」と思える実例にたくさん触れれば，必ずあなたのバランス感覚は磨かれてきます．何度でも読み返してみてください．

第Ⅳ章

SOAP 遊び研修実録～看護師編

本章では私が講師を務めた，SOAP 遊びの研修の様子をご紹介したいと思います．この研修では，午前中に SOAP 遊びの基本的な講義，そして午後からグループに分かれて実際にSOAP遊びをやってみて，それをみんなでディスカッションしながら直していきました．ここでは，その研修最後の発表の様子を抜粋して収載いたしました．

《研修概要》

ある病院における院内研修

研修時間	講義	120 分
	グループディスカッション	150 分
	発表	90 分

職種　看護師（各病棟の副師長，看護記録検討委員会委員などを対象）

参加人数　約 50 名

＊本書への収録にあたり，わかりやすくするために講師の解説を逐次挿入するなど，実際の研修記録に加筆訂正してあります．

＊研修実録のため，それぞれのグループから発表されたSOAPには「○GOOD」「×NO GOOD」という表示はしてありません．またグループ発表者のコメントは必ずしも正しいコメントとは限りませんので，講師解説（色の罫線部分）をよく読んで学んでください．

第Ⅳ章　SOAP 遊び研修実録～看護師編

1　A グループの発表

グループ発表

私たちのグループは，二つのグループに分かれて，それぞれが別の SOAP についてディスカッションしてみました．

まず一つめのグループが話し合った SOAP は次のものです．

Before

S）　雨が降って買い物に出るのがおっくうだな．

O）　冷蔵庫が空っぽでインスタント食品もない．

A）　食べるものがないと空腹になり，つらい．

P）　屋根があるスーパーへ行こう．

タイトル ▶▶▶ スーパーに行って満腹になろう．

グループで話し合った結果，まずタイトルと P が関係のない事柄が書かれており，解決していないという意見がありました．

次に，この SOAP の中には，「雨が降って買い物に出るのがおっくうである」というプロブレムと，「冷蔵庫が空っぽで食べるものが何もない」というプロブレムが二つ混ざっているという意見がありました．

A-1

そこで，前者の「雨が降って買い物に出るのがおっくうである」というプロブレムについて書き直してみました．

After

S）　雨が降って買い物に行くのがおっくうだ．

O）　冷蔵庫に物はない．駐車場から濡れずに買い物に行けるスーパーはどこだ．

A）　バイパス沿いに新しくできたショッピングセンターなら，駐車場が立体で濡れずに買い物に行ける．

P）　新しくできたショッピングセンターに行こう．

タイトル ▶▶▶ 雨が降っているので屋根のあるスーパーへ行こう．

＊　＊　＊

講師解説

プロブレムが二つ混ざっていることに気付き，それぞれで SOAP を作ってみるのは，とてもよい試みだと思います．それでは具体的に見ていきましょう．

Before に対するグループディスカッションの論点ですが，「プロブレムが二つ混ざっている」という意見は正しいと思います．確かにプロブレムが混在しています．そのため A とタイトルが一致していなかったり，P がタイトルの解決になっていなかったりしているのだと思います．

さて After では，「雨だから買い物に行くのがおっくう」という点に着目しています．この場合，真のアセスメントは何でしょうか？

プロブレムの中心をどのように考えたのか（捉えたのか）が，アセスメントに表れますので，どう表現するとプロブレムの中心がうまくいい表せるのか，よく考えてみましょう．

A は，通常「考えたこと」であり「どのように判断したのか」が書かれています．ところがこの SOAP では，

A）郊外のスーパーなら，駐車場が立体で濡れずに買い物に行ける．

となっていますね．これは「考えたこと」ではなくて，事実です．実は，このように A に一定の事実が来て，その事実をもとに P が導かれることもあるのですが，多くの場合，真のアセスメントを言葉で言い表すことができます．ですので，もし A に事実が来た場合は，その奥に真のアセスメントがあるのではないかという点について，よく考えてみてください．

この場合は，

「雨だから買い物に行くのがおっくう」

「濡れずに買い物ができるところがよい」

と考えたのではないでしょうか．だとすると，

「濡れずに買い物ができるところがよい」

というのが，真のアセスメントということになります．

そこでこの A にあわせて，全体を整えてみます．

例 58　添削すると……

S)　冷蔵庫が空っぽ！何か買って来なくちゃ晩ごはんが作れない．でも今日は雨が降って，買い物に行くのがおっくうだ．

O)　すぐ近所にもスーパーはあるが，駐車場が外なので濡れてしまう．バイパス沿いに新しくできたショッピングセンターなら，少し遠いが，駐車場が立体なので濡れずに買い物できる．

A)　濡れずに買い物できるところがよい．

P)　新しくできたショッピングセンターに行こう！．

タイトル ▶▶▶ 今日は雨が降っているので，濡れずに買い物できるところがよい．

 **GOOD**

としてみたほうが，スッキリするのではないでしょうか．

考える手順としては，まず A を明確にしたら，次にその A にあわせて他の S，O，P を整えます．この場合は，O に「近いけど濡れるスーパー」と，「ちょっと遠いけど濡れずに買い物ができるショッピングセンター」を二つ提示したうえで，P でショッピングセンターを選んでいます．このように **O には P が選ばれるための選択肢（可能性のある事実）の提示をして，S には，そのプロブレムの前提条件をもってくる**とスッキリとバランスが取れた SOAP になります．

＊　＊　＊

グループ発表

A-2-①

次にもう一つのグループで話し合った SOAP です．

Before

S)　今日の晩ごはんは何にしようかな．最近鍋ばかりで飽きてきた．

O)　冷蔵庫にはじゃがいも・ニンジン・玉ねぎがある．

A)　ポトフにする？　肉を買ったら肉じゃががができるかな．

P)　肉じゃがを作ろう．

タイトル ▶▶▶ 今日の晩ごはんは肉じゃがにしよう．

話し合った結果，P の根拠が書かれていないのではないかということになりました．また，タイトルと A が一致していないので，本当の A がまだ隠れているのではないかという意見が出ました．そこで，A の「ポトフにする？　肉を買ったら肉じゃががができるかな」を O にして，新たな A を書き込んでみました．そして，プランを肉じゃがにもっていく肉じゃがバージョンと，ポトフにするポトフバージョンの二つを作ってみました．

まず，肉じゃがバージョンです．

After-1

S） 今日の晩ごはんは何にしようかな．最近鍋ばかりで飽きてきた．
O） 冷蔵庫にはじゃがいも・ニンジン・玉ねぎがある．ポトフにする？ 肉を買ったら肉じゃががができるかな．
A） ポトフだと鍋に似ているので飽きてしまいそうだ．
P） 肉を買って肉じゃがにしよう．

タイトル ▶▶▶ 鍋に飽きたので肉じゃがにしよう．

ここではAとして「ポトフだと鍋に似ているので飽きてしまう」ということを取り上げました．これでつじつまは合ってきたと思います．

＊ ＊ ＊

講師解説

はい．ありがとうございます．Beforeに対する考察はこのとおりでOKだと思います．そして，肉じゃがバージョンとポトフバージョンを，両方作ってみるのはとてもよい勉強になりますね．

After-1は肉じゃがバージョンですね．このように，AをOにもっていき，新たなAを書き加えるというのは，よく出てくるやり方なので，この方法を思いついたというのは，とても素晴らしいと思います．S，O，A，Pのそれぞれの役割分担も，きれいにできていると思います．バランスもよいですね．

全体のバランスとしてはこのままで大体OKだと思うのですが，

A）ポトフだと鍋に似ているので飽きてしまいそうだ．

の「飽きてしまいそうだ」は，なんだか表現がそぐわない感じがしますので，少し言い回しを変えてみましょう．

例59 添削すると……

S） 今日の晩ごはんは何にしようかな．最近鍋ばかりで飽きてきた．
O） 冷蔵庫にはじゃがいも・ニンジン・玉ねぎがある．そのままポトフもできるし，肉を入れたら肉じゃがもできそう．
A） ポトフだと鍋に似ているので，あまり代わり映えがしない．
P） 肉を買ってきて肉じゃがにしよう．

タイトル ▶▶▶ 鍋に飽きたので，ポトフだとあまり代わり映えがしないから肉じゃがにしよう．

GOOD

可能性のある選択肢の呈示という意味で，Oの表現も少しわかりやすく直してありますが，元のOのままでもOKだと思います．

＊ ＊ ＊

A-2-②

そして，Pがポトフになる SOAP がこちらです．

After-2

S） 今日の晩ごはんは何にしようかな．寒いのでできたら買い物に行かずに冷蔵庫にあるもので作りたい．

O） 冷蔵庫にはじゃがいも・ニンジン・たまねぎがある．

A） ポトフならさっと作れるかも．

P） ポトフにしよう．

タイトル ▶▶▶ 今日の晩ごはんはポトフにしよう．

＊ ＊ ＊

講師解説

After-2はポトフバージョンですね．ポトフを選ぶ根拠として「寒いのでできたら買い物に行かずに，冷蔵庫にあるもので作りたい」という情報を入れました．これはとてもよい発想だと思います．ただ，これはこのプロブレムの根本的な理由になりそうなので，Sに置くのではなくて，Aにもってきたほうがよいのではないでしょうか．

以上を踏まえ，次のように直してみました．

例60 添削すると……

S） 今日の晩ごはんは何にしようかな．

O） 冷蔵庫にはじゃがいも・ニンジン・たまねぎがある．ポトフならこれだけでさっと作れる．肉を買ってくれば，肉じゃがもできるな．

A） 寒いのでできたら買い物に行かずに冷蔵庫にあるもので作りたい．

P） ポトフにしよう．

タイトル ▶▶▶ 今日は寒いので買い物に行かずに冷蔵庫にあるもので作りたいから晩ごはんはポトフにしよう．

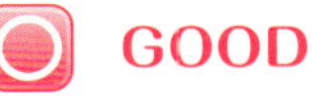

例59と例60は，SとOはほぼ同じでアセスメントが異なるため，違うプランを導いています．これは，同じような状況の中で，違う考え方をした（プロブレムは異なります）ため，違うプランに至った例になります．ぜひ参考にしてください．

2　B グループの発表

グループ発表

B-1

私たちのグループは，二つの SOAP について話し合いました。最初の SOAP は次のものです.

Before

S)　最近運動していないな.
O)　毎月 1 回はフィットネスクラブに行こうと決めていたのに全く行けていない．運動不足である.
A)　やる気が出るように好みのウエアを身に着けてみればいいのでは？
P)　おしゃれなウエアを買いに行こう.

タイトル ▶▶▶ フィットネスクラブに意欲的に行きたくなる工夫.

これについてみんなでディスカッションしてみましたが，まず運動不足を解消したいという意図はわかるが，「おしゃれなウエアを買いに行こう」という P が運動不足に直接結びつかないので，なぜウエアを買いに行こうと思ったのか，その根拠になる情報を追加したほうがよいのではないかという意見が出ました.

もう一つ，タイトルの内容が具体的でなく，A とも一致していないので，もう少し具体的に書き表してみました.

After

S)　毎月 1 回はフィットネスクラブに行こうと決めていたのに行っていないなあ．運動不足とわかっているのにやる気が出ない.
O)　ボロボロのジャージしかもっていない.
A)　おしゃれなウエアを身に着けたらやる気が出そうだ.
P)　おしゃれなウエアを買いに行こう.

タイトル ▶▶▶ フィットネスクラブに行くやる気を出すためにおしゃれなウエアを買いに行こう.

＊　＊　＊

講師解説

はい．ありがとうございます.

何かをはじめるときに，まず形からというのはアリだと思います．やる気を出すために，まずウエアを揃える．あるいは道具を揃える．これは誰でもよくやる手だと思います．フィットネススタジオは，前が鏡張りになっていて，自分の動いている姿が見えるようになっているところも多いと思いますので，やっぱりおしゃれなウエアの着用は大事ですよね.

SOAP ですが，After はなかなかよくできていると思います．S と O のバランスもよいですし，S と O から A への流れも自然です．A と P が何だか同じことを言っているようにも見えるので，P は単に「さっそく買いに行こう」だけにしてみましょうか．そして，「おしゃれなウエアを買いに行く」という P を補強するために，O に「みんなおしゃれなウエアを着ている」という情報を加えて，作り直してみました．

例 61 添削すると……

S） 毎月 1 回はフィットネスクラブに行こうと決めていたのに行っていないなあ．運動不足とわかっているのにやる気が出ない．

O） みんなおしゃれなウエアを着ているのに，私はボロボロのジャージしかもっていない．

A） おしゃれなウエアを身に着けたらやる気が出そうだ．

P） さっそく買いに行こう！．

タイトル ▶▶▶ フィットネスクラブに行くやる気が出ないが，おしゃれなウエアを身に着けたらやる気が出そうだ．

GOOD

＊　＊　＊

グループ発表

B-2

次の SOAP です．

Before

S） 仕事をやめたい．（もうそろそろいいかな）

O） 夜勤もあるし，仕事量が多い．時間外の仕事も多く，自分の時間がない．

A） 仕事量が多く，自分の時間がもてないので不満がある．

P） 他の職場に変えよう．

タイトル ▶▶▶ 仕事をやめて他の職場に変えよう．

この SOAP では，A の「仕事量が多く，自分の時間がもてないので不満がある」から P の「他の職場に変えよう」への流れが不自然であり，なぜ職場を変えるというプランにたどり着いたのかが不明確であるという意見がありました．さらにタイトルの「仕事をやめて他の職場に変えよう」が A と一致しておらず，P と同一の内容であるという意見も出ました．もう一つ，この A に書かれていることは，S か O に置くべき情報なのではないかという意見もありました．そこで次のように直してみました．

After
S）　夜勤明けなのに急に仕事をふられてしんどい．時間外の仕事が多い．
O）　上司に仕事量が多いことを訴えたがとりあってくれない．
A）　このままでは心や身体をこわしてしまう，環境を変えたほうがよい．
P）　部長に直訴か転職だ．

タイトル ▶▶▶ 仕事量が多く，心や身体をこわす前に部長に直訴か転職だ．

ちなみに，あくまで SOAP 遊びのために極端な例をあげたのであって，この内容は全くのフィクションです．

＊　＊　＊

講師解説

なかなか過激な例をあげていただきまして，ありがとうございます．各病棟の師長さんも後ろに控えていらっしゃるので，講師の私としては冷や汗ものの SOAP でありましたが，「全くのフィクション」であるということで，安心いたしました．

さてディスカッションの内容はとてもよいと思います．（Before で）「**A から P への流れが不自然であり，なぜ職場を変えるというプランにたどり着いたのかが不明確である」というあたりに着目したことが素晴らしい**ですね．もう少し正確に表現すると，不自然であるというよりも，A から P へ至る過程に少し飛躍があるという感じでしょうか．

もう一つの観点としては，この「仕事量が多く，自分の時間がもてないので不満がある」というアセスメントだけでは，ほかにもいろいろなプランが取り得るはずですので，ほかの P が成り立ってしまってはいけないという原則に反しています．**このプランでなければならない情報を付加したうえで，アセスメントを再考する必要がある**と思います．具体的には，アセスメントを考え直した場合，この「仕事量が多く，自分の時間がもてないので不満がある」という今の A は，きっと S か O に移動するものと思われますので，「この A に書かれていることは，A というよりは，S か O に置くべき情報の一つなのではないか」という意見も非常に的を得たものだと思います．

さあ，そのようなディスカッションを踏まえて直していただいた After ですが…．おや，元の A である「仕事量が多く，自分の時間がもてないので不満がある」は，移動したのではなく，なくなってしまいましたね．全体のバランスを見て「この情報は必要ない」と判断したのならば，それは OK なのですが…．新たに書き加えてくださった A は，「このままでは心や身体をこわしてしまう．環境を変えたほうがよい」となっています．これだと，転職以外のプランは考えていないようなアセスメントになってしまいましたね．それにもかかわらず，P には「部長に直訴」というプランが加わっており，A→P の流れもうまくいっていません．結局，書き直していただいた After でも，SOAP のバランスはまだ取れていないようです．これは根本的に書き直す必要がありますね．

私は次のように「施設全体への改善提案」という方向に修正してみました.

例 62　添削すると……

S)　夜勤明けなのに急に仕事をふられてしまった. どうしても手が回らないらしい.
O)　上司に仕事量が多いことを訴えたが状況的にどうしようもないようだ. 看護部門の仕事があまりに多すぎる.
A)　施設全体で仕事の配分や役割分担を根本的に見直すべきだと思う.
P)　今度師長に相談して改善提案をしてみよう.

タイトル ▶▶▶ 看護部門の仕事量が多く手が回らないが, 施設全体で仕事の配分や役割分担を根本的に見直すべきだ.

 GOOD

ここでは「看護部門の仕事があまりに多すぎる」という O を加え, それに対して「施設全体で仕事の配分や役割分担を根本的に見直すべきだと思う」という A をもってきて、プロブレムの中心としました。

後ろで師長さんが心配なさっているので,「転職」というプランではなくて, もう少しソフトかつポジティブな内容にしてみました. これは SOAP 遊び全般のお約束ごとである,「**後ろ向きのプランを立てない**」という意味でも, 強くお勧めしたいことです. なぜなら, **後ろ向きのプランは「結論ありき」になってしまいがちなので, SOAP のバランス感覚を身につけるための練習にはならない**からです. このグループでのディスカッションでも, 多少結論に引っぱられたところがあるかもしれませんね.

3　C グループの発表

グループ発表

私たちのグループは次の SOAP を題材に選びました.

Before

S)　今日は当直だ. 夕食は院内のコンビニに好きなものを買いに行こう!
O)　コンビニはお昼に商品の大多数が売れてしまい品数が減る.
A)　なるべく早い時間帯に買いに行く必要がある.
P)　昼休憩に買いに行こう.

タイトル ▶▶▶ 院内のコンビニはほしい商品がなくなる可能性があるので早い時間に行こう.

C-1

まずＳとＯを入れ替えてみました. するとＡとＰが変わり, 次のようになりました.

After-1

S）　コンビニの商品の入荷は８時で，お昼に大多数の商品が売れてしまう．午後は品数が減る．

O）　今日は当直．夕食は院内のコンビニで好きなものを選びたい．

A）　好きなものを選ぶためには商品の入荷後に買い物に行くのがよい．

P）　商品の入荷直後の８時にコンビニへ買いに行く．

タイトル ▶▶▶ 院内のコンビニで好きなものを選ぶためには，商品の入荷直後に買いに行く．

＊　＊　＊

講師解説

このグループは，S と O を入れ替えてみることにより，違った角度から SOAP を眺めてみて，同じような状況の中から違うプロブレムを抽出してくださいました．このような練習方法はとてもよいと思います．

さて，After-1 を見てみますと，S と O が入れ替わっただけでなく，S に「商品の入荷は８時」というとても重要な情報が加わっています．そのため P が変わっていますね．A は表現こそ違いますが，意味的には「好きなものを買うためには（商品がなくなってしまうので）早く行かないといけない」ということであまり変わっていないようですね．だとすると，プロブレムそのものは，大きくは変わっていないのかなという感じがします．プロブレムが変わったのではなくて，「商品の入荷は８時」という新しい情報が加わったため，プランが変わったのだと思います．

さて，私は次のように直してみました．

例 63　添削すると……

S）　今日は当直．夕食は院内のコンビニで好きなものを選びたい．でも，お昼までに大多数の商品が売れてしまい，午後は品数が大幅に減る．

O）　コンビニの商品の入荷は朝８時．

A）　好きなものを選ぶためには商品の入荷直後に買い物に行くのがよい．

P）　朝８時過ぎにコンビニへ買いに行こう．

タイトル ▶▶▶ 院内のコンビニはお昼までに大多数の商品が売れてしまうので，好きなものを選ぶために朝８時の商品の入荷直後に買いに行こう．

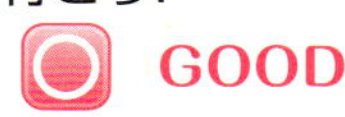

何度も申し上げているように，S にはそのプロブレムが起きている全体の状況説明，O にはプランの根拠になるような事実（あるいは選択肢）を置くと，バランスが取りやすくなります．ですので，この例 63 のように，「入荷は朝８時」というプランの根拠

になる情報は，O にもってきたほうがしっくり来ますね．

＊　＊　＊

グループ発表

C-2

先ほどの SOAP では「朝８時に入荷する」という情報を入れましたが，ディスカッションではそれを知らなかった人もいたので，入荷時間がわからなかったらどうするかということで，別の SOAP を作ってみました．

After-2

S)　院内のコンビニは，お昼に大多数の商品が売れてしまい品数が減る．
O)　コンビニで好きなものを選びたい．
A)　コンビニの商品の入荷時間がわかれば商品が多いときに買い物に行ける．
P)　コンビニの商品の入荷時間を調べる．

タイトル ▶▶▶ 商品の多い時間に買い物に行けるように商品の入荷時間を調べる．

＊　＊　＊

講師解説

この発想は素晴らしいですね．同じような状況設定の中から思いついたものですが，全く違うプロブレムを導いています．このようにダイナミックな思いつきが得られるのも，グループディスカッションの醍醐味だと思います．

さて，「入荷時間がわからない」というアイディアから，

A）入荷時間がわかれば商品が多いときに買い物に行ける

P）入荷時間を調べよう

という A→P のラインが決まりました．あとはこれにあわせて S と O を整えればよいことになります．ただ，A または P の根拠になる情報を O にもってきたほうがバランスがよくなるという原則を踏まえると，この S と O は逆のほうが収まりがよいかもしれません．ちょっとやってみましょう．

例 64　添削すると……

S)　今日は当直．夕食は院内のコンビニで好きなものを選びたい．
O)　院内のコンビニは，お昼までには大多数の商品が売れてしまって品数が減り，好きなものが選べない．
A)　コンビニの商品の入荷時間がわかれば商品が多いときに買い物に行ける．
P)　コンビニの商品の入荷時間を聞いてみよう！

タイトル ▶▶▶ 夕食は院内のコンビニで好きなものを選びたいが，お昼までには品数が減り好きなものが選べないので，商品の入荷時間がわかれば商品の多い時間に買い物に行ける．

 GOOD

After-2 では，当直という情報がなくなっていました．プロブレムが入荷時間に変わったため，当直という言葉はプロブレムには直接関係ないということで省いたのだと思いますが，なぜコンビニで好きなものを買いたいのか，その説明がないとバランスが悪いので，当直は復活させました．もちろん，ここは当直ではなくて，「お弁当をもってこなかったので，今日のお昼は院内のコンビニで好きなものを買おう」でも構いません．

タイトルは少し長くなりますが，これは SOAP 遊びの訓練だと思って，設定した状況と，それに基づいてどんなアセスメントをしたのかがわかる文章にしましょう．

4　D グループの発表

グループ発表

私たちが選んだのは，この SOAP です．

D-1

Before

S）　お尻が痛い．
O）　研修のたびに痛い気がする．
A）　会議室の椅子は長時間座るのには適さない．
P）　椅子を変える．

タイトル ▶▶▶ 会議室の椅子は長時間座るには適さない．

話し合った結果，まず O の情報が少ないという意見が出ました．また，P は私たちでは実行不可能なプランであるという意見が出ました．そこで次のように直してみました．

After-1

S）　お尻が痛い．
O）　研修のたびに痛い気がする．
　　会議室の椅子は古い上に柔らかさが少ない．
A）　会議室の椅子は長時間座るには適さない．
P）　座布団を持参する．

タイトル ▶▶▶ 会議室の椅子は長時間座るには適さない．

＊　＊　＊

講師解説

これはとてもよい見本を示していただきました.「P が実行不可能」という意見が出たようですが，そのとおりです．この点は非常に重要なポイントを含んでいます．なぜ実行不可能なのでしょうか？　そこを少し考えてみましょう.

プロブレムは，それぞれの職種が，自分たちで責任のとれることに対して設定します.したがって，全く同じ患者さんの同じ状況であっても，職種によって抽出すべきプロブレムは異なってきます．逆にいえば，**自分たちで責任をとれないプロブレムを取り上げてはならない**のです．なぜならば，自分たちの責任の権限を越えたプランは，実行不可能だからです．これが POS の基本中の基本です．まずここをしっかりと押さえておきましょう．SOAP 遊びでも同じです．設定した状況では実行不可能なプランは，立ててはいけません.

この Before のプランは，まさに自分たちで責任をとれないプランに該当すると思います．After-1 では,「座布団を持参する」という，自分で責任をとれるプランに変更していただきました．このプランなら OK ですね．ただ，After-1 の S，O，A からは，ほかのプランも成り立ってしまいますので，もう少し情報を加えないと，バランスは取れません.

こういう場合，どうしたらよいのか考えてみましょう．たとえば，プランとして「椅子を交換する」方向へもっていきたい場合，自分が院長なり，設備購入の責任者であるならば，そのようなストレートに「椅子を交換する」というプランが成り立ちます．しかしその場合には，自分が責任者である旨を S か O に書き入れる必要がありますね．そうでないならば,「椅子を交換する」という決定はできません．その場合,「椅子の交換を提案しよう」というプランなら可能ですね．場合によっては「研修会場を他にする」という提案もあるかもしれません．もちろん，参加人数と収容人数の兼ね合いで「事情が許せば」という条件は付きますが・・・.

いずれの場合も，**自分がどんな立場なのかがわかる情報を，どこかに書き込む必要があります**．このように，自分の立場にあったプロブレムの捉え方，そしてそれに見合った SOAP のバランスの取り方を，ぜひ身につけてください.

さて，そういう観点でこの SOAP を見てみると，どのような設定にすれば，スッキリとつじつまがあった SOAP になるでしょうか．ここでは，After-1 の「座布団を持参する」というプランを活かす形にしてみました．一見「会議室の椅子は長時間座るのには適さない」というアセスメントでもよさそうなに見えますが，なぜ「長時間座るのに適さないのか」を考えると，もっと奥に真のアセスメントがあるような気がします．そこで次のようにしてみました.

添削すると……

例 65

S)　今度の研修は会議室にて朝から晩まで丸一日ある．人数の関係で，会議室でないとダメだそうだ．

O)　会議室の椅子は古くて固く，長時間座っているとお尻が痛くなってくる．椅子を変えてほしいと要望を出しているのだが，なかなか実現しない．まさか椅子をもっていくわけにもいかないし・・・．

A)　お尻が痛くて研修に身が入らないと困る．

P)　座布団を持参してしっかり研修を受けよう．

タイトル ▶▶▶ 会議室の椅子は古くて固くお尻が痛くなると研修に身が入らなくて困るので，座布団を持参してしっかり研修を受けよう．

 GOOD

いかがですか？　研修を受ける立場の方のプロブレムとするならば，このほうがスッキリとバランスが取れていると思います．

＊　＊　＊

グループ発表

D-2

この SOAP は，さらに別のバージョンに直してみました．

After-2

S)　1 日研修のときはお尻が痛い．

O)　2～3 時間の会議のときは痛くならない．

A)　長時間座っているのが原因かな．

P)　①研修の休憩の入れ方を考える．
　　②座布団を持参する．

タイトル ▶▶▶ 長時間座っていることでお尻が痛い．

この SOAP では，「長時間」というところに焦点を当て，「2～3 時間の会議のときは痛くならない」けど「1 日研修のときはお尻が痛い」という情報を入れてみました．

＊　＊　＊

講師解説

この SOAP では，P に①②と二つのプランをあげていただきました．これまで「そのプラン以外のプランが成り立ってしまってはダメ」と申し上げてきましたが，**対応するプランが二つあることは別に構いません．**その二つ以外のプランが成り立たなければ OK です．

さてそれを踏まえてこの SOAP を見てみましょう.

まず①のプランである「研修の休憩の入れ方を考える」というのは自分たちが責任をもてるプランなのかどうかという点を検討しなければなりません. もし, 研修を計画する側であるならば, このプランは有効ですが, それに見合った S や O の情報が必要になります. したがってこれでは情報不足ということになります. もし, 受講者の立場であったなら, このプランは自分たちでは責任のもてないプランであるということになります. 立場が変われば, 必要な情報も違うということですね.

そして②の「座布団を持参する」というプランですが, 受講者側ならばこれでよいと思いますが, 研修を実施する側の立場なら, プランが「座布団を持参するように受講者に伝えよう」となるはずです. そしていずれの場合も, アセスメントは前の例 65 と同様に「お尻が痛くて研修に身が入らないと困る」のほうがよいでしょう.

以上を踏まえて, ここでは研修の実施者であるという設定で書き直してみました.

例 66 添削すると……

S)　来月の看護記録の研修は, 内容が多いため朝から晩までの 1 日研修となる. 人数も 50 名以上なので, 全員入れるのは院内では会議室しかない.

O)　会議室の椅子は固くて, 2～3 時間の会議のときはよいが, 1 日研修で長時間座っているとお尻が痛くなる.

A)　尻が痛くなって研修に身が入らないと困る.

P)　休憩を多めに入れて長時間座りっぱなしにならないようにしよう. また, 座布団を持参するように受講者に伝えよう.

タイトル ▶▶▶ 来月の研修の会議室の椅子は長時間だとお尻が痛くなるが, 研修に身が入らないと困るので, 休憩を多く入れ, 座布団持参を伝えよう.

GOOD

5 E グループの発表

グループ発表

私たちが選んだのは, 次の SOAP です.

Before

S)　「何で早く起こしてくれへんかったん. 宿題する時間ないやん」と, 朝, 子どもに怒られた.

O)　私は朝いつもの時間に起きていつもどおり子どもを起こした.

A)　昨晩, 宿題するから早く起こしてと頼まれていたのに忘れていた. 忘れた私が悪い.

P)　学校に行くまでにまだ時間があるので一緒に手伝おう.

(タイトル) ▶▶▶ 昨晩，子どもに宿題をするから，早く起こしてと頼まれていたのに忘れていた．

このSOAPでは，母親の立場で子どもを起こすのを忘れたという自分に非があることを認めて，宿題を手伝うというプランになっていますが，手伝ったら宿題の意味がない，もっと子どもに自立させよという意見がたくさん出ましたので，二つのパターンで作り直してみました．

E-1

そもそも，頼まれたことをすっかり忘れてしまったので，メモをしておけばよかったのではないかという意見があったので，まずそれをSOAPにしてみました．

After-1

S）　子どもから明日早く起こしてねと頼まれた．
O）　私は朝いつもの時間に起きて，いつもどおりに子どもを起こした．
A）　頼まれていたことをメモせず忘れていた．
P）　頼まれたことはメモしよう．

(タイトル) ▶▶▶ 頼まれていたことをメモせず忘れていた．

＊　＊　＊

講師解説

なるほど．メモをしておくというのは大事ですね．ところでAfter-1では，Aで唐突にメモが出てきます．**SかOにも「メモする」という行為をどこかに入れておかないとバランスが取れません**．そしてこのAfter-1からは宿題がきれいに消えてしまっています．この場合，用事が宿題でなくても成り立つプロブレムなので，宿題はなくても構わないと思いますが，After-1には，「早く起こすのを忘れた」という事実がハッキリ示されていません．これは加えておきましょう．

そこで，メモ以外の情報も少し書き込んで，次のようにしてみました．

例 67　添削すると……

S）　子どもから朝早く起こしてねと頼まれたのに，いつもどおりに子どもを起こしたら，怒られてしまった．子どもが寝たあと食器洗いや洗濯など忙しかったので，すっかり忘れてしまった．
O）　いつも仕事では忘れては困ることはすべてメモしているのに，今回はメモしなかった．
A）　やはり大切なことはメモしておかないと忘れてしまう．
P）　プライベートでも大切なことはメモして忘れないようにしよう．

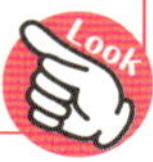

タイトル ▶▶▶ 子どもに早く起こしてと頼まれていたのに忘れてしまったが，やはり大切なことはメモしておかないと忘れてしまう．

GOOD

いかがでしょうか？　O に「いつも仕事では忘れて困ることはすべてメモしている」と入れてみました．この情報があれば，「メモする」というプランが自然に感じられます．

＊　＊　＊

グループ発表

E-2

次に，これを機会に子どもに自立してもらおうということで，目覚まし時計を買ってあげるとよいのではないかという意見が出たので，「目覚まし時計を買ってあげるから，自分で起きなさい」というパターンの SOAP を作ってみました．

After-2

S）　小３の子どもから明日早く起こしてねと頼まれた．
O）　いつも母が起こす．
A）　そろそろ自分で目覚まし時計をかけて起きられるよう教育していこう．
P）　子どもと一緒に目覚まし時計を買いに行こう．

タイトル ▶▶▶ 目覚まし時計を買いに行って早く起きられるようにしよう．

＊　＊　＊

講師解説

なかなか素敵なお母様ですね．お子様の自立を促すのは，とても大切なことです．さて，この SOAP は，このままでも大体バランスは取れています．ただ，タイトルが少し惜しいのと，タイトル以外にも細かいところを少し直して，次のようにしてみました．

例 68　添削すると……

S）　小３の子どもから明日いつもより早く起こしてねと頼まれた．
O）　いつもは私が時間を見計らって起こしている．子ども部屋には目覚まし時計はない．
A）　いい機会だから，そろそろ自分で起きるように教育していこう．
P）　そのためには，子ども用の目覚まし時計を買ってあげよう．

タイトル ▶▶▶ そろそろ自分で起きるように教育していきたいので，子ども用の目覚まし時計を買ってあげよう．

GOOD

アセスメントは「自分で起きるよう教育していこう」として，目覚まし時計は省きました．ただ，そうするとプランに突如目覚まし時計が登場することになりますので，O

に「子ども部屋には目覚まし時計はない」と新たな情報を加えました．こうすれば，「目覚まし時計を買う」というプランの伏線にもなりますし，親とは別の部屋で寝ていることも示せると思います．

小３のお子様ですか…．自分が小３のころ，はたして自分一人で起きていたかどうか，ちょっと自信がありませんが…．でも，きっと自分専用の目覚し時計を買ってもらえることは，とても喜ぶと思いますよ．これを機会に自分で起きられるようになれるといいですね．

6　F グループの発表

グループ発表

私たちが選んだ SOAP は次のものです．

Before

S）車検が３月で切れる．今の車になって 10 年を迎える．そろそろ新しい車がほしい．

O）どの車がよいか．実際に車を見に行くと，ハイブリッド車を勧められるが，納車に時間がかかる．

A）ハイブリッド車には興味がない．

P）ハイブリッド車以外のおすすめ車をみる．

タイトル ▶▶▶ 車選び

話し合いの結果，この SOAP には，「なぜ車を買い替えることになったのか」と，「どの車を選ぶのか」の，二つテーマが混在しているのではないかということになりました．

F-1

そこでまず，「なぜ車を買い替えることになったのか」という点に着目しました．

After-1

S）新しい車がほしい．

O）車検が近く，今の車は 10 年ぐらい乗っている．

A）今が買い替え時だ！

P）近いうちに車を見に行こう．

タイトル ▶▶▶ 車は今が買い替え時だ！

＊　＊　＊

講師解説

まずBeforeからチェックしてみましょう．SOAPを作り変えることは，とてもよい練習であるのは間違いないのですが，**そもそも元のSOAPがそれでOKなのかをチェックできるようにならないと，実力はつきませんし実務では役に立ちません．**

さて，プロブレムはAに表れますので，Aを見てみますと「ハイブリッド車には興味がない」となっています．いろいろ勧められた結果，自分の意見として「ハイブレッドではないほうがよい」と判断したのならば，それはアセスメントでOKなのですが，はじめから「興味がない」と選択肢から省くのであるならば，アセスメントではなく，O情報ではないでしょうか．そして「車選び」のための条件が情報としてSやOにないと何も判断できませんので，もう少し情報を加える必要がありそうです．

以上を踏まえて，はじめからハイブリッド車を選択肢から省くのではなくて，検討を加えた結果「ハイブリッド車以外を選ぶ」という方向で，SOAPを直してみましょう．

例69 添削すると……

S） 10年目の車の車検がもうすぐ切れるので，そろそろ新しい車がほしい．車を実際に見に行くと，ハイブリッド車を熱心に勧められる．
O） ハイブリッド車は燃費がとてもよいが，納車に時間がかかるうえ，値段も高く値引きも少ない．他の車もハイブリッドほどではないが，今乗っている車に比べると，格段に燃費はよくなっている．
A） 購入価格を優先して考えよう．
P） ハイブリッド車以外のおすすめ車を検討することにしよう．

タイトル ▶▶▶ 新しい車を検討中だが，ハイブリッド車の燃費はとてもよいが値段が高く値引きも少ないので，購入価格を優先して他の車を検討しよう．

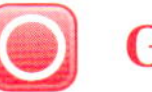 GOOD

このように，選択する条件を情報として提示したあと，Aで「購入価格を優先しよう」という判断をして，Pに結びつけると，全体のバランスはよくなると思います．

次にAfter-1を見てみましょう．ディスカッションによると，「なぜ今買い替えが必要なのか」に着目したということですが，SOAPではSに「新しい車がほしい」となっていますね．このSをもってきてしまうと，「新しい車がほしい」という前提があったうえで，それを後押しする条件の一つとして「車検が近い」ということがあると受け取れます．だとすると**「今が買い替え時だ」と判断する根拠となる情報がもう少しほしい**感じがしますね．たとえば，他のローンが終わったところだとか，何かが臨時収入があったとか，今年のボーナスは特に使い道がないとか・・・．つまり，この状態ではまだ情報が不足していると思われます．バランスはまだ取れていませんね．

素直に考えると，車検を控えて，車検を通すか，これを機に買い替えるかをプロブレムとしたほうが，わかりやすい気がしますね．ここではその方向で書き直してみました．

例70 添削すると……

S) 10年近く乗っている車を車検に出したら，エンジンに小さな傷があり，このままでは車検が通らないとのこと．車検が通るように修理すると40万円ほどかかるらしい．

O) まだ十分走るし，気に入っている車だが，この古い車に40万円かけるのはどうだろう．

A) 今が買い替え時かもしれない．

P) 車検整備は一時中止してもらって，新車の検討に入ろう．

タイトル ▶▶▶ 10年近く乗っている車の車検を通すのに40万もかかるそうなので，今が買い替え時かもしれない．

 GOOD

車検が通らないことにしてみました．これならば，「今が買い替え時」というアセスメントが活きてきますよね．

＊ ＊ ＊

グループ発表 F-2

次に，「どの車を選ぶのか」に着目して，違うパターンのSOAPを作ってみました．

After-2

S) 早く車がほしい．

O) ハイブリッド車を勧められたが納車には時間がかかる．

A) 納期が遅れるのは困る

P) 違う車を探そう．

タイトル ▶▶▶ 納期が遅れるのは困るからハイブリッド車以外を探そう

こちらはハイブリッド以外の車を探す理由として「納車に時間がかかる」という情報をもってきてみました．これでバッチリだと思います．

＊ ＊ ＊

講師解説 着目点を変えて新しいSOAPを作ってみるのは，とてもよい練習方法ですね．

やはり真っ先に見るべきところはAです．ここでは「納期が遅れるのは困る」となっています．で，困る理由は何かとSとOを見てみると，「早く車がほしい」だけで，困る理由は何も書いていないですね．これも情報不足のようです．これではまだバランスは取れていません．

「納期が遅れると困る」というアセスメントに見合うような事実としては，たとえば，車検が切れてしまって通勤に困るとか，もっと強い理由がほしいですね．そうでなければ，「困る」のではなくて，二つの条件を比べたうえで「早いほうがよい」という判断が成り立つような情報をSやOにもってくる必要があるでしょう．

ここでは，半年待ちとか極端に納期が遅いことにしてみましょう．そうすれば「そんなに先では困る」というアセスメントが可能になりますね．

例71　添削すると……

S）　車検切れが近いため新車を検討するためにディーラーへ行ったら，ハイブリッド車を強く勧められた．ガソリン代も安くなるし環境にもよいので，大変興味がある．

O）　ところが今申し込んで，納車は半年先だそうだ．車検は2か月後には切れるので，そのあと通勤に困ってしまう．そんなに長くは代車も用意できないそうだ．

A）　半年も待てない．

P）　違う車を探そう．

タイトル ▶▶▶ ハイブリッド車に大変興味があるが，納車は半年先．今の車の車検が切れてしまい通勤に困ってしまうので半年も待てない．

 GOOD

これでバランスは取れたと思います．「Oにこういう事実をもってくれば，このようなアセスメントが成り立つ」という考え方は，とても重要です．これは「このようなアセスメントが成り立つためには，このような事実があるはずだ」という考え方ができることにつながります．実務においては，この考え方が効率よく情報収集するための質問力に直結します．SOAP 遊びで，その実力を高めてください．

第Ⅳ章のまとめ

本章では，看護師を対象に行った研修会の様子と，それに対する添削指導の実際を見ていただきました．そもそも最初の SOAP のチェックがきちんとできていないグループもあれば，チェックは OK なのに，その直しがきちんとできていないグループもあったりで，いろいろでしたね．全体的に言えることは，細かいところに意識がいくと，全体的なバランスを見る大きな視野がなくなってしまう傾向があるということです．ですから，ディスカッションでよい意見が出ているのに，バランスが取れないまま終わらせてしまうグループが多いのだと思います．本書を何度も何度も読み返して，バランス感覚をつかんでください．

第V章

SOAP 遊び
～体験者からの「ふりかえり」

本章では，第IV章で収録したような実際の研修の場での質疑応答や，通信講座などにおいて多く寄せられる質問，疑問，感想，意見などから，読者のヒントになりそうなものを選んで「ふりかえり」としてまとめてみました．本文の中で解説したことと重なっている部分もあるかとは思いますが，あらためて確認していただきたいと思います．実際に SOAP 遊びを体験してくださった方の素朴な疑問点や，率直な感想は，きっと本書にてはじめて学ぶ方にも，大きなヒントをもたらしてくれることでしょう．

第V章 SOAP 遊び ～体験者からの「ふりかえり」

① SOAP 遊びは，講義を聞くだけでなく，実際に書いてみることが大切だと思いました．書いてみることで，その考え方が本当によくわかりました．

講師 はい．その通りですね．もともとの POS では，医師がカルテを書きながら考えるという前提でこのシステムは成り立っています．ところが医師以外の職種が POS を実践するにあたっては，先に行為を行い，後から記録を書くことが多いのです．ですから考え方を学ぶにあたっては，この SOAP 遊びのように，実際に自分たちで書いてみる訓練が絶対に必要です．

そして実務においては，実際に患者さんを前にしてケアを行っている最中にも，頭の中はまるで書きながら考えを進めるように，考えることができるようになるのが理想です．当然そのために思考訓練が必要です．その訓練が，この SOAP 遊びなのです．

この思考方法をマスターするために絶対に必要なことが「プロブレムの中心はどこにあるのか意識する」ということなのです．ケアを行っている最中にも，プロブレムの中心を意識していると，判断も早くなりますし，的確なケアが行えるようになります．そしてそれを記録するときにも，サッと書けるようになってきます．ぜひ，記録をサッサと書きあげて，勤務シフトが終わったらすぐに帰ることができるようになってほしいと思います．

② 一度作ってから読み返してみると，当初思っていたことと実際書いている SOAP がずいぶん違っているのだなということがよくわかりました．

講師 そのとおりです．それに気付いていただけたなら，実際に SOAP 遊びをやってみた甲斐があったといえるでしょう．**人は，頭の中に「当たり前のこと」として認識していることは，それが記録に書き表されていなくても，「書かれていない」ことに気付かない**ものなのです．記録が不正確になったり，SOAP のバランスが取れないのに，そのままにしてしまう理由の多くは，ここにあります．

SOAP 遊びはこのためにもとてもよい練習なのです．一度書いてみた後，心を白紙にして，まるで他人が書いたものを読むような気持ちで読み直すようにしてみてください．自分の SOAP の足りないところが，これで気付けるようになります．

そして大切なことは，実際に記録を書くときにもこのことを忘れないでほしいということです．頭の中でわかりきっていることも，記録に書き表せていなければ，それは記録として他の人には伝わりません．実務において記録を書くときにも，書き終わってから白紙の心で読み直すようにしてみましょう．これを全員が意識するだけで，その施設の記録の質はかなり向上するはずです．

③ SOAP 遊びをやってみて，これまで書いていた記録は，一つの SOAP の中に複数の問題点が混在していて，後で読んでみても何が書いてあるのか要領を得ないものだったなと，つくづく思いました．

講師 それに気付いていただければ，SOAP 遊びの効果は十分あったと思います．大体の悩みはそこにあります．その理由は**クラスタリングがうまくできていない**からなのです．そしてこれが，アセスメントがうまく書けない理由でもあります．そのすべてが，クラスタリングを理解し，SOAP のバランス感覚が身につけば解決します．感覚として身につけるには，少し訓練が必要ですが，身についてしまえばこんなに楽なことはありません．すべての皆さんが，本書においてそこまできちんと身につけてくださることを，心より願っております．

④ 分類とクラスタリングが違うというのはよくわかりました．ただ，明日からいつもの業務に戻り，看護計画を立てたり記録を書いたりするにあたっては，また今までどおり，分類に戻ってしまうような気がしてとても不安です．

講師 その不安，よくわかります．今まで長い間「これでよい」と思っていたやり方を修正していくのは，なかなか大変なことです．クラスタリングの考え方を徹底するためには，看護計画を立てる時点から，今までとは違う視点で捉える必要があると思われます．パスを導入している病棟などでは，ある程度標準的な看護計画が定められていると思いますが，もしかするとその見直しが必要かもしれません．記録委員の方や指導的立場にある方は，ぜひそのあたりの見直しから早急にはじめていただきたいと思います．

⑤ こういう記録ならば，自分の行ったケアが，他の人にも，そして患者さんにも，伝わりやすいのではないかと感じました．

講師 そのとおりです．**記録というのは，「書くもの」ではなく「読むもの」であり，「利用するもの」**なんですね．したがって，なにより「読んでわかりやすい」ことが大切なのです．看護師のみなさんとお話すると，現場において，記録がかなり負担になっていることがよくわかります．ただ，そういう方に限って「どう書けばいいの」と，自分が書くことばかりに意識が行っているような気がするのですが，そんなことはありませんか？　実は，この「どう書けばよいのか」の答えは，とても簡単なのです．「読む人がわかりやすい記録を書く」ことです．**自分が何に着目して，どのように考えたのかということが，読む人にストレートに伝わる記録がよい記録**です．ですから，プロブレムを明確にし，アセスメントをしっかり書いて，その根拠となる情報を過不足なく揃えることが大切なのです．

このように考えると，自分たちが行っている医療行為の意味づけがハッキリしたり，またどのようにしなければいけないのかということが，明らかになってくると思います．つまり記録を意識すると，職種を問わず，業務の質そのものが改善していくという効果があるのです．記録の改善をそのように捉えていただけると，前向きに取り組めるのではないかと思います．

⑥ いつも記録にはとても時間がかかり大変な思いをしているので，この考え方を身につけて，サッと記録が書けるようになりたいと思いました．

講師 本当ですね．記録の重要性は疎かにしてほしくはないのですが，本当に効率のよい記録というのは，早く書けるし，読んでもすぐ理解できるものなのです．

実際に私が仕事でかかわった薬剤師さんの多くは，記録（薬歴）を書くのにとても時間がかかり，夜遅くまで残業が続いていたのが，この考え方を身につけることで，残業はほとんどなくなり，大変喜ばれています．そして何より，書く時間が劇的に早くなったのに，後で読んでもわかりやすくなったと，みなさんおっしゃいます．もし，「SOAPで記録を書くのは，時間がかかって大変だ」と思っている方がいらっしゃるのならば，それはきっとPOS的思考ができていないからだと思います．ぜひ本書でSOAPのバランス感覚を身につけ，POS的思考方法を身につけてください．

⑦ SOAPについてはなんとなくわかったような気がしますが，タイトルのつけ方がわかりにくいです．

講師 確かにタイトルについてはちょっとむずかしいですね．少し注意が必要です．それは，SOAP遊び特有のタイトルのつけ方をしているからです．すでに何度も触れたとおり，SOAP遊びにおけるタイトルのつけ方は，「どこに焦点を当てているのか」がわかりやすいことを優先しています．したがって実務においては，このような長ったらしいタイトルはつけられないと思います．それぞれの施設においては，これまで用いられてきたプロブレムネームがあると思いますので，そのままで問題ない場合は，それをそのまま継続して利用すればよいと思います．

しかし，これまでプロブレムが曖昧だったり，クラスタリングがしっかりできていなかったり，ここで学んでいただいた考え方にそぐわないプロブレムネームを用いている場合は，改善をしていっていただきたいと思います．その際は，POSの原理原則を踏まえ，実務上の都合もしっかりと踏まえたうえで，どのようにするのが一番よいのかをよく考えてみてください．

そして実際に変更する場合は，思いついた人がその場で勝手に変えてしまうのではなくて，施設の指導的立場の方や記録委員の方を中心に，きちんと方針を打ち出し，いつから何をどのように変えるのかをしっかり決めてから実行してください．それぞれが勝手にやってしまうと現場が混乱しますので，それだけはさけていただきたいと思います．

看護師の皆さんの場合，看護部門だけでできることと，医師との共同作業が必要のこと，あるいは電子カルテのシステムにもかかわるようなこともあるかもしれません．したがって，内容によっては自分たちだけではなく，施設全体で取り組まなければならなくなります．そのあたりをしっかりと考慮していただいて，必要なことは施設全体のマターとして話をあげてほしいと思います．現場が混乱してしまうことは一番よくないことなので，混乱のないように実行していただきたいと思います．

8 「SOAP のバランスを取る」という捉え方がむずかしいです．まだよくわかっていません．

講師 率直なご意見，ありがとうございます．

第Ⅰ章で述べたとおり，**POS における SOAP 分析とは，SOAP をガイドとしてプロブレムの中心を見極め，アセスメントを明確化し，それに見合った情報を過不足なく揃えること**です．プロブレム中心に述べるとこのような説明になるのですが，少し視点を変えて，もっぱら SOAP に着目して述べるとするならば，「**SOAP 全体でバランスが取れるようにする**」と表現できます．「どのような状態になったら，SOAP としてつじつまがあうのか」という観点で，「過不足なく情報が揃っているのか」「プロブレムの中心はきちんと絞り込めているのか」などを見ていくわけです．患者さんの情報（S と O）からどのような判断（A）をして，どのようにケアを行った（P）のかを，S，O，A，P，のバランスで見ていくのです．SOAP 遊びでぜひそれを身につけてください．

SOAP を全体的なバランスで捉えるためにぜひ意識していただきたいことは，「**アセスメントが違えば，プロブレムは違う**」ということです．たとえプランが同じであっても，アセスメントが異なれば，プロブレムは異なります．当然それによって必要な情報も変わってきます．だからアセスメントが重要なのです．

逆にアセスメントが同じなのにプランが違う場合は，きっと O が違うはずです．前提となる状況設定は同じであっても，O が異なれば，P が変わってくるのです．これを実務に即していうならば，患者さんの状態が異なれば，プロブレムとしては同じであっても，私たちが関与すべき事柄は変わってくるということです．

また，違う言い方をするならば，「SOAP をバランスで捉える」ということは，プロブレムをどのように捉えたのか，その全体像に着目するということでもあります．実務において患者さんの全体像をしっかりと把握していなければ，似たようなケースにぶつかったときに，必要な情報収集がまだできていないうちに，これまでの経験から誤ったプランを導いてしまうことがあります．思い込みで誤った判断をしてしまうのですね．しかし，SOAP をガイドとして，プロブレムの全体像を把握できていれば，そのような間違いは起こしにくくなります．

結局「**SOAP をバランス感覚で捉える」というのは，「POS の考え方をしっかりと身につけること**」といえるかもしれません．このプロブレムに着目した考え方に慣れてほしいと思います．**これが POS（Problem Oriented System）の思考方法なのです**．ぜひこの感覚を身につけていただきたいと思います．

⑨ プランが今日行ったことを書けばよいというのは，考え方としてはとてもわかりやすく納得できましたが，今後のプランなどをどのように書けばよいのかというのが，逆に疑問になりました．

講師　これはもう少し丁寧な説明が必要だったのかもしれません．もともと POS は医師のために考案されたシステムであるということは，最初にお話ししたとおりです．そのときの P には，たった今判断して行ったことと，同じように今判断したのだけれども，実際に実行するのは将来のことと，両方含まれていました．つまり，もともとの医師向けの POS では，P には今行ったことと，将来行いたいことが混在しているのです．考え方としては，「そのアセスメントからどのようなプランが導かれたのか」というところに重点があり，そのプランがいつ実行されるかに関しては厳密に分けられているわけではないということなのです．

そこで私は，医師以外の職種が SOAP を捉えるとき，**その場ですぐ実行したことを P として書き表し，将来のことは Pnext として，別の記号を割り当てることを提案しました**．そのほうが SOAP のバランスを考えるときに，わかりやすいからです．プロブレムによっては，SOAPPnext となり，P と Pnext が両方ある場合もあるし，SOAPnext となって，プランとしては将来のプランだけの場合もあると思います．この考え方のほうがわかりやすいと思いますので，私は Pnext の活用をお勧めいたします．

したがって，P に「将来のことを書いてはいけない」と捉えたのであるならば，それは間違いです．「その S と O から導き出される P」でなければいけないということです．今取り上げているプロブレムが，必然的に将来のプランを必要としているならば，それはそのプランで OK なのです．ただその場合は，Pnext と記号を変えておくと，SOAP のバランスを見るときに，とてもわかりやすいですよということなのです．そのように理解してください．

⑩ SOAP 遊びは，いろいろな気付きを得ることができて，とてもよかったと思います．ただ，このままいつもの業務に戻ってしまうと，すべて元に戻ってしまいそうで怖いです．

講師　なるほど．その心配もよくわかります．たとえ自分が正しい考え方を身につけたとしても，施設全体でそれとは違う考え方で SOAP による記録を行っていた場合，なかなかむずかしいところがあるのも事実です．できるならば施設全体でこの考え方を取り入れていただいて，みんなで一緒に改善して行くことが理想です．残念ながらそのようにいかない場合は，まずはあなた自身が正しい考え方を見につけ，正しい POS 的思考方法で患者さんを見ることができるようになってください．

本書で述べた話は POS の基本であり原理原則です．**SOAP とは何か，POS とは何か，自分たちにとってのプロブレムとは何かという原理原則を，しっかり理解することによってはじめて，SOAP をバランスで捉えることができるようになります**．この原理原則が崩れてしまったり，そこが明確になっていないままになっていると，アセスメントが明確に意識できなくなります．「アセスメントがむずかしい」という言葉をよく聞きますが，それが多くの場合，POS の基本が正しく理解されていないからだと思われます．実はこれが記録を書くのに時間がかかったり，後で読み直してわかりにくい記録になってしまったりする理由なのです．ですので，まずは原理原則をしっかり押さえたうえで，それを実務にどのように応用するのかを，知恵を出し合って考えてみてください．

このときに，原理原則を忘れて，現場の都合だけでルールをなし崩し的に変えていってしまうと，結果的に作業の効率が悪くなり，実務上の問題も起こってきます．POS の表面的な形式はほぼ取り入れているのに，基本が理解できていないで，「大変だから」とか「時間がかかるから」というような理由で，ルールを変えてしまうと，逆に書くのに時間ばかりかかって，要領を得ない記録になってしまうのです．これでは，「記録を意識することによって，業務の質が向上する」という POS の利点は，全く生かされません．基本をしっかりと踏まえ，原理原則をきちんと身につけたうえで，実務への応用をしていってほしいと思います．

⑪ 私は看護師です．教わったとおりにアセスメントを自由に書けると，とても楽しく練習することができますが，実際には医師の記録との整合性などの問題があり，自由に書くことはできません．このあたりが今後問題になってくると思いました．

講師 アセスメントを自由に書けないという悩みは，よくわかります．きっとそれぞれの施設によって，様々な問題があるのだと思いますので，悩みを解決するためには，それぞれ個別具体的に相談していただくしかないと思います．

ただ，共通のお答えになると思われることは，「職種によってプロブレムが違う」というところだと思います．全く同じ患者さんの状況を前にしても，医師が取り上げるべきプロブレムと，看護師が取り上げるべきプロブレムは違うのです．ここがクリアになっていれば，アセスメントは素直に書けるはずです．したがって，**「自由に書くことができない」と思われているならば，そもそもプロブレムの取り上げ方が，医師と重複しているのではないでしょうか？** そこをまずチェックしてみてください．看護のプロブレムには，看護独自のものと，医師との共同問題があると思います．しかしいずれの場合も，そのプロブレムがどんなものなのか，プロブレムの中心がどこにあるのかが明確になっていれば，本来アセスメントは自由に書けるはずです．

プロブレムの捉え方を，ぜひ意識してください．

⑫ 子どもが患者で親が付き添いで来ている場合，子どもと親の主訴を S の中でどのように取り上げたらよいのか迷うことがあります．

講師 なるほど．患者さんが子どもの場合，親の主訴というのは，とても重要になってきますよね．ここで考えていただきたいのは，目の前には一組の親子がいるとして，親と子どもがもし違うことを訴えていたとするならば，それは別のプロブレムになるケースが多いと思いますが，いかがでしょうか？ プロブレムが違えば，同じ SOAP の中でどのように扱おうかという悩みはなくなります．SOAPは別に捉える必要があるからです．したがって，クラスタリングの概念がしっかりしてくれば，この悩みはほとんどなくなるはずです．

次に，プロブレムとしては一つだけれども，親と子どもで主訴が異なるという場合はどうでしょう．その場合には，

S)（本人または子）….
　（親）….

というように，Sの中にそれぞれがどのように訴えているのかを列挙すればよいと思います．複数のプロブレムが混在していない限り，このように書いてもバランスは取れるはずです．

もう一つあり得るケースとしては，子ども（患者さん）と親の訴えが違うことがプロブレムとなるケースです．その場合は，その食い違いそのものがプロブレムですから，どのように意見が異なっているのか，その事実をSとOに記載して，それに対して自分はどんな判断をしたのかをアセスメントすればよいということになります．

いずれにしろ，しっかりとクラスタリングすることが大切です．

13 SOAP遊びはとても素晴らしいと思います．ぜひ自分の施設でも取り入れていきたいと思い，実際にSOAP遊びを後輩にやってもらっていますが，自分自身は後輩が書いたSOAPをみても，それが合っているのか，間違っているのか，よくわからず，指導していく自信がありません．どうしたらよいでしょうか．

講師 これはとてもよく相談される悩みですね．みなさん同じ悩みを抱えています．解決方法としては，もう訓練しかありません．特に，間違ったSOAPを長年書いていると，間違った書き方が悪いくせとしてしみついてしまっているので，そう簡単には修正できなくなってしまっています．ですから，ベテランの方ほど腰を据えてSOAP遊びをしっかりと取り組んでください．

私はSOAP遊びの通信添削指導も行っておりますが，やはりベテランほど苦労しているのは事実です．長い間の悪いくせがなかなか抜けなくて，自分自身で大分スッキリしたSOAPが書けるようになった後でも，そのSOAPをみて，これでOKなのか，まだ不足しているのか，自分で判断できないようです．「これでOK」という自信をもてないのですね．自分で書いたものですら，合っているのか間違っているのかわからないのですから，当然後輩のSOAPをみてもわかりません．これはひたすらSOAP遊びをやって，丁寧に「プロブレムの中心はどこか」「このプロブレムで必要な情報，いらない情報は何か」「このアセスメントで適切かどうか」「このプラン以外のプランが成り立ってしまわないか」という基本を身につけていくしかありません．本書で繰り返し述べているSOAPの考え方を，何度も何度も繰り返して練習してください．何度も繰り返してやっていくうちに，だんだん「スッキリしたSOAP」の感覚がわかってくるはずです．

そのような方の特徴としては，すごくスッキリしたきれいなSOAPを書いてきたかと思うと，「あれっ？」と思ってしまうような，バランスを欠いたSOAPを書いてきたりします．すごくムラがあるのですね．でも，絶対にあきらめないでください．練習を繰り返していくと，だんだんバランスを欠いたSOAPが減っていきます．そしてやがてそのようなSOAPは書かなくなります．つまり，練習をしっかりと繰り返せば，誰でも必ずできるようになります．自信をもてるようになるまでには，少し時間がかかるかもしれませんし，後輩が着々と身につけていくのを目にすると，焦る気持ちもわかります．でも，必ずできるようになります．それを信じて練習を続けてください．必ず最後には自信をもって添削できるようになりますので，それまで練習を止めないでください．本書と，前著Part1を何度も何度も読み直していただきたいと思います．

それでもどうしても自信がもてない場合は，一度しっかりとした指導者にみてもらうとよいかもしれません．勉強会に参加してみてください*．

⑭ 実務で応用するにあたってのアドバイスをお願いします．

講師 実務の中で応用するためには，「気付く力」が重要です．様々な問題点のヒントに気付くことができれば，そこから情報を集め，プロブレムとして取り上げていくことができるようになります．したがって，実務ではこの「気付く力」がとても重要になります．実は「気付く力」をつけるための別のワークがあるのですが，それはまた別の機会にご紹介したいと思います．

さらにお話しするならば，実際の実務において，原理原則どおり，Sからはじまって，O，A，Pという順番に考えていくことは，あまりないのではないかなと思われます．なぜならば，すでにそれぞれの職種において必要なこと，為すべきことは現実に目の前に存在するからです．実務において情報を十分集めてから「それではこのように考えて，このようにケアを実行しよう」などと悠長なことをやっている暇はないと思うのです．

このとき，「Pから逆に考えるSOAP」という考え方も必要になってきます．具体的には，まずPを見極めたあと，そのPに見合うアセスメントを考えます．そのアセスメントが成り立つために必要十分なSやOを想定し，それを患者さんの中から見つけていきます．当然，そのAにそぐわないSやOが見つかった場合には，想定したAが間違っていることになりますので，そもそも最初に決めたPが合っているのかどうかに戻って考え直します．

これは，これからPOSの考え方を習う学生さんであればそれほど必要ないかもしれませんが，すでに実務を何年，何十年と続けている方が，後からPOS的思考方法を導入するときには，どうしても必要な頭の使い方なのです．この考え方を，本書を終えるにあたって，述べておきたいと思います．

---

* 著者が会頭を務める服薬ケア研究会では，全国各地で勉強会を開催しています（詳しくはホームページ http://www.fukuyaku.net/にて）．

ただ，そのときにも「SOAP のバランス」がわかっていないと，逆から考えて，必要なＳやＯを揃えるができません．ＰからＡを導くことはできても，必要十分なＳやＯが何だかわからないのです．それはつまり，クラスタリングがしっかりできていないとうまくいかないということです．やはり基本はSOAP遊びであり，「SOAPのバランス」なのです．

このように，実務に応用するにあたっては，「実際にはＰから逆に考えていくこともあるんだよ」ということを，頭の隅に置いておいてください．その際，**「今自分はどのような道筋で考えているのか」と，自分の思考過程を客観視することができるようになると，プロブレムへの着目もクリアにできるようになります**．そう思って考えていただければ，「実務においては先にＰがある場合が多い」ことに気付くはずです．

⑮ 私は薬剤師です．オーディットの重要性はよく理解できたのですが，自分の薬局では，記録は書きっぱなしで，オーディットは全く行っていません．どうしたらよいですか？

講師 そういう薬局は多いと思います．もしあなたが，開設者，もしくは薬局長などリーダーシップをとれる立場にいる方ならば，何とか工夫をして，施設全体でのオーディットをはじめてください．私はいつも申し上げているのですが，オーディットは「できればやったほうがよい」ものではありません．記録の質を高め，医療をよりよいものにしていくためには，「必ずやらなければならない」ものです．そのように理解してください．週に１回，それがむずかしければ，月に１回でも構わないので，気になる症例をピックアップして，施設の薬剤師全員で，記録をもとに症例検討を行ってください．

しかしあなたが一勤務薬剤師である場合，自分ひとりの意見で施設全体でのオーディットを開始することはなかなかむずかしいと思います．その場合は，第Ｉ章でも少し触れたとおり，自分ひとりで自分の書いた記録を見直す「自己オーディット」を行ってください．これは一人でもできます．自分の書いた記録を，たった１度見直すだけでも，ずいぶんと気付くことは多いはずですし，次にその患者さんに会ったときに聞いてみたいことがたくさん出てくるはずです．少なくとも，あなたの実力は確実にレベルアップすることは間違いありません．

SOAP 遊びでは，オーディットとは少し意味が違うのですが，必ずチェックをして見直す作業を行います．SOAP 遊びを何度も繰り返して，チェックすることに慣れてくれば，きっと実務においても，自己オーディットしたくなるはずです．チェックして見直してみないと，落ち着かなくなると思います．自己オーディットはあなた一人がやる気になれば，すぐにはじめられます．ぜひ明日から，はじめてみてください．

Index

あ行

か行

さ行

た行

は行

や行

わ行

アルファベット

POS（ピーオーエス）を活用（かつよう）するすべての医療者（いりょうしゃ）のための
SOAP（エスオーエーピー）パーフェクト・トレーニング Part 2（パート ツー）　ISBN978-4-7878-2156-0

2015年 1月 5日　初版第1刷発行
2018年 12月 15日　初版第2刷発行

著　　者　岡村祐聡（おかむらまさとし）
発 行 者　藤実彰一
発 行 所　株式会社　診断と治療社
〒100-0014　東京都千代田区永田町 2-14-2　山王グランドビル 4 階
TEL：03-3580-2750（編集）　03-3580-2770（営業）
FAX：03-3580-2776
E-mail：hen@shindan.co.jp（編集）
eigyobu@shindan.co.jp（営業）
URL：http://www.shindan.co.jp/
印刷・製本　三報社印刷株式会社